JN330841

成功のためのオクタゴンガイドライン
Implant Riskogram

皆川 仁 著

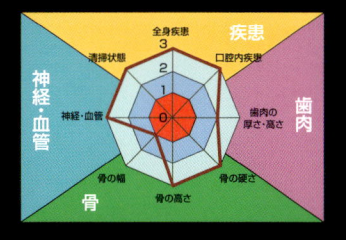

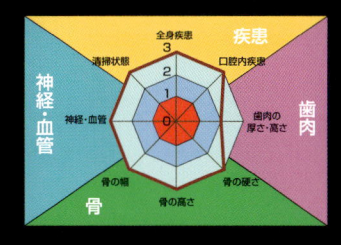

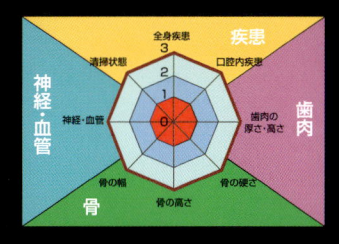

クインテッセンス出版株式会社　2010

Tokyo, Berlin, Chicago, London, Paris, Barcelona, Istanbul, Milano, São Paulo, Moscow, Prague, Warsaw, New Delhi, Beijing and Bukarest

序文

現在、インプラント治療を行っている歯科医師は日々急増してきている。しかし、こんなにもインプラントが世界中に普及しているにもかかわらず、はっきりとコンセンサスが得られている診断基準は未だ存在し得ない。インプラント治療を行っている歯科医師は、それぞれがさまざまな書物や文献を紐解き、悩み、試行錯誤しながら、自分独自の診断基準で治療を進めているのではないだろうか？　筆者もその一人であった。これでは、独自の診断基準と独自の経験に基づいて治療を行うことになってしまい、経験が浅いものにとっては自分一人で診断を下すのは難しい状況が出てくる。

難しい症例を少しでもやさしくできないか、一人ひとりが大変な労力を使って同じように悩んでいるなら、その悩みを少しでも解消することはできないだろうか？　治療計画の立案に苦慮し、躊躇してしまうことがあるならば簡潔で確実に診断・治療計画が立案できる方法はないだろうか……

ここに、本書の趣旨がある。本書のタイトルにもなっている『オクタゴンガイドライン』を用いれば、非常に客観的な立場でかつエビデンスのある診断ができる、治療計画をガイドしてくれる、勘や希望的観測を排除できる、ビジュアルで現状のリスクを捉えられる、など多くのメリットが得られる。ここにパラダイムシフトが始まるのである。

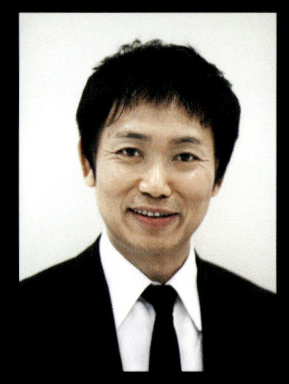

2010年4月吉日
皆川　仁

趣旨および活用方法

「趣旨」

本書『オクタゴンガイドライン』は、
① オクタゴンチェックリスト
② Implant Riskogram
（インプラントのリスク計測チャート）
③ トリートメントフローチャート

の3部で構成されたインプラント埋入のためのガイドラインである。そのベースとなるのは、8つの診断項目とそれぞれ4段階の診断であり、目で見てわかりやすいように、図や表をできるだけ多用している。

また、診断→計画→施術→再評価　という流れを繰り返すことにより、確実に治療を進められるようガイドしている。初心者はもちろんのこと中級者から上級者まで幅広く応用できるものとなっている。

「活用方法」

オクタゴンガイドラインは、より多くの先生方に活用していただけるよう、可能な限りシンプルなものとなっている。しかし、ベースは正確な診断であり、正しく診断するツールや診断する技術、そして幅広い知識が要求されることはいうまでもない。インプラントは個々のケースによりどれひとつとして同じものはなく、施術方法や治療手順もそれと同様である。最終的に判断するのは術者ということになるが、その判断のガイドとして本書を手元に置いていただき、日常臨床の助けとしていただければ幸いである。是非、CDと一緒に活用していただきたい。

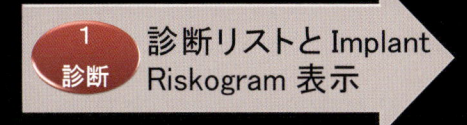

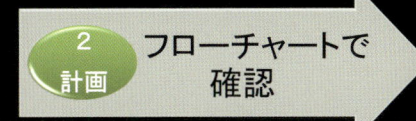

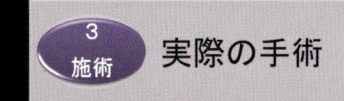

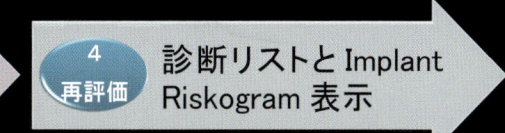

---

1 診断 → 診断リストと Implant Riskogram 表示

2 計画 → フローチャートで確認

3 施術 → 実際の手術

4 再評価 → 診断リストと Implant Riskogram 表示

目次

●インプラント成功のためのステップ
P5

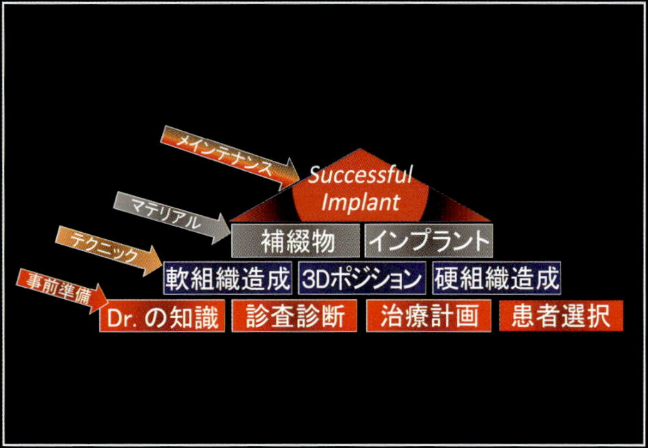

●ガイドラインの進め方
P7

●オクタゴンチェックリスト
P17

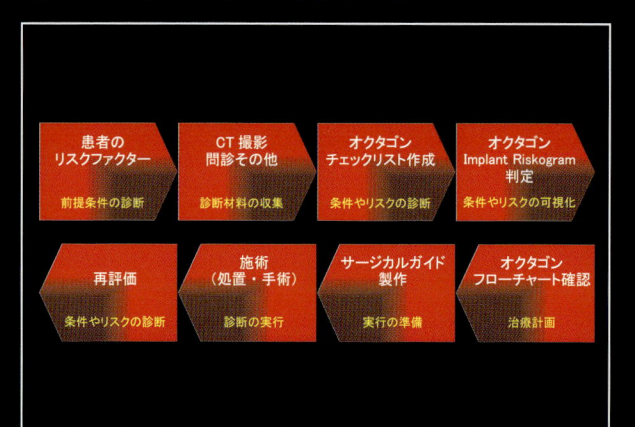

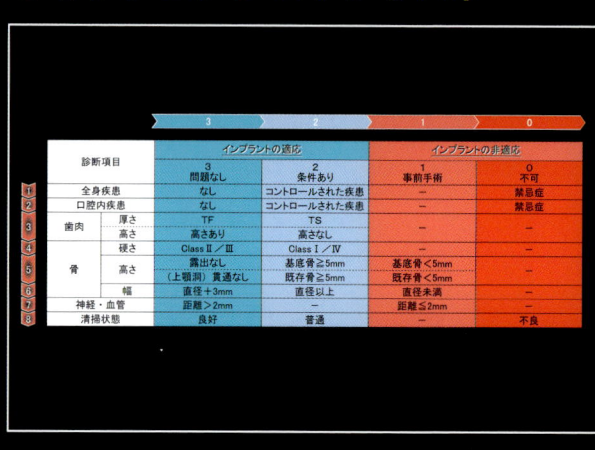

●Implant Riskogram
P26

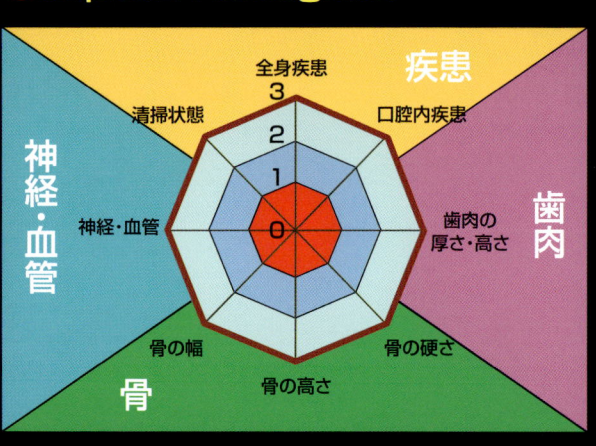

●オクタゴンフローチャート
P28

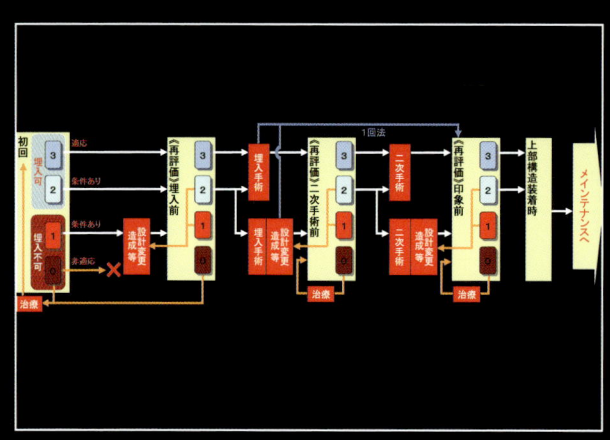

●オクタゴンケーススタディ

ケーススタディ1（容易な症例）上顎前歯部欠損 P34

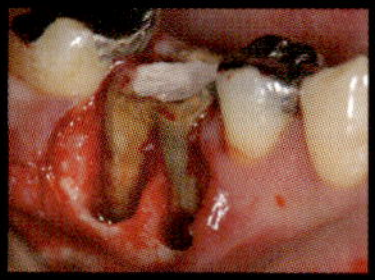

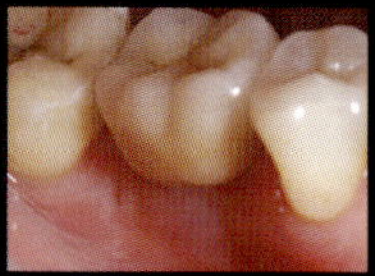

ケーススタディ2（困難な症例）下顎臼歯部欠損 P40

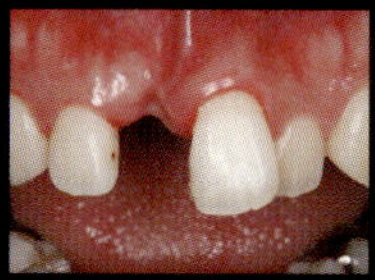

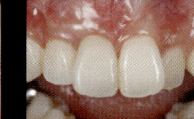

ケーススタディ3（複雑な症例）全顎修復 P48

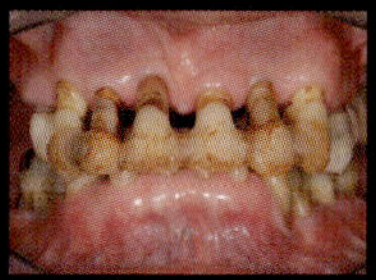

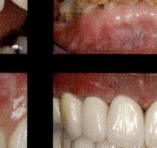

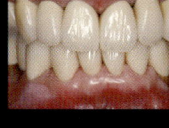

インプラント成功のためのステップ

- メインテナンス → Successful Implant
- マテリアル → 補綴物 / インプラント
- テクニック → 軟組織造成 / 3Dポジション / 硬組織造成
- 事前準備 → Dr.の知識 / 診査診断 / 治療計画 / 患者選択

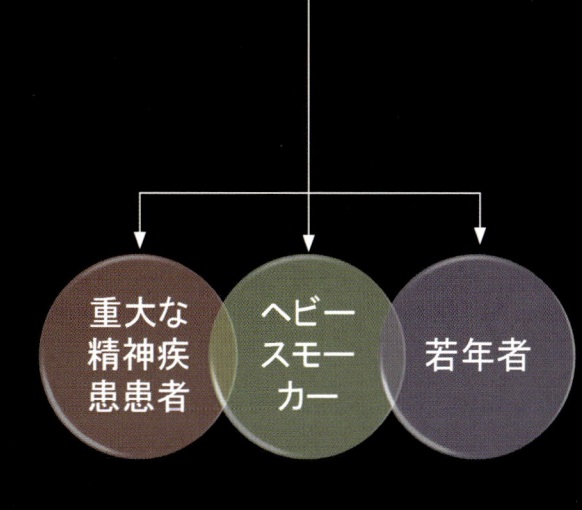

患者選択 → 重大な精神疾患患者 / ヘビースモーカー / 若年者

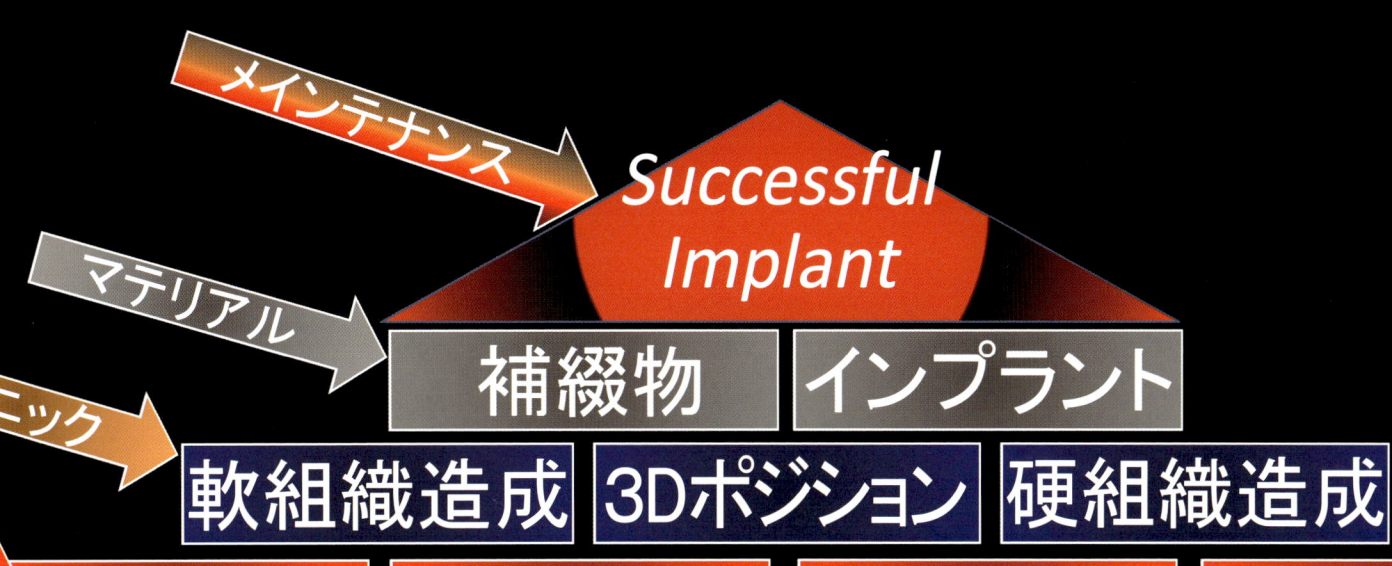

「成功のステップ」

上図はインプラント成功のためのステップであり、インプラントの成功にはこれらすべての要素が必要である。オクタゴンガイドラインは、この第一基底面である事前準備を診断リストとしたものであり、三角形の頂点であるインプラント成功に到達するために欠くことのできない項目を網羅している。

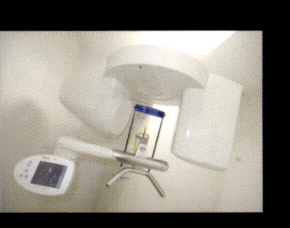

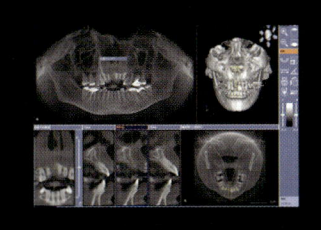

「診断に必要なもの」

① 問診・視診・触診
　全身の健康状態：現病歴・既往歴・基礎疾患・生活習慣病など
　口腔内の健康状態：過去の治療歴・プロービングによる歯肉の状態・骨の状態・咬合の状態など
② 診断用模型
③ 口腔内写真
④ 術前のCT撮影
⑤ 咬合器上でのワックスアップ模型
⑥ サージカルガイド
⑦ 患者の要望

患者のリスクファクター

ガイドラインに進む前提条件として、患者のリスクファクターについて触れておく。
　患者選択は、インプラント埋入において成功の重要な1要素であり、中でも以下の3項目に該当する患者は禁忌症といえる。

重大な精神疾患患者

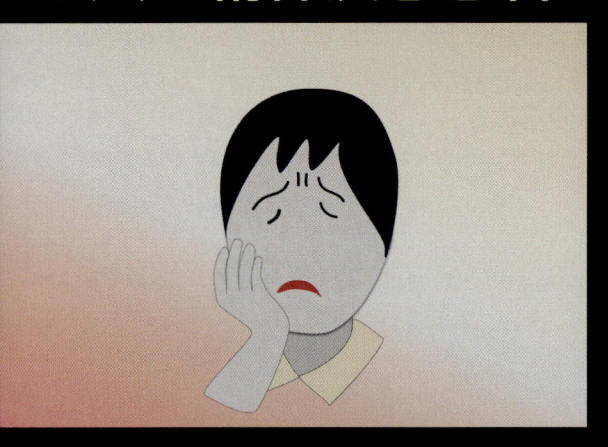

①精神的な障害を持つ患者は、意思の疎通が困難となり、治療の継続や清掃についても無関心になるなど問題が起こる危険性がある。

ヘビースモーカー

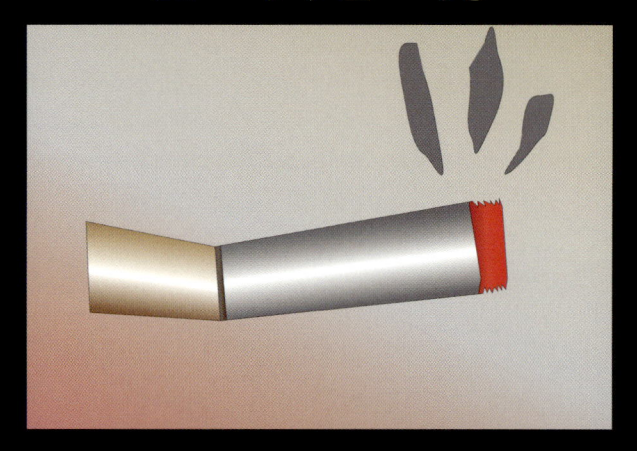

②喫煙に関しては、オッセオインテグレーションや長期的予後において問題となったり、骨のリモデリングに悪影響が起こるとの報告もあり、リスクとして捉えるべきであろう[1,2]。

若年者

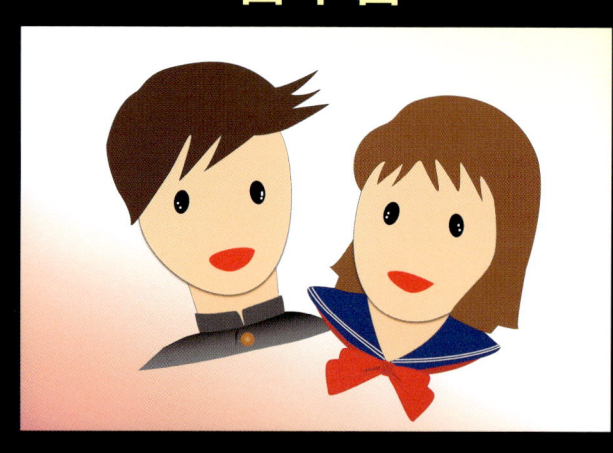

③年齢については、成長が止まるまでとの考えで一致している。成長過程にある患者へのインプラントは顎骨の発育とともに追従できないため、骨性癒着歯と同じく定位咬合になり、審美的にも受け入れられないものである。個人差はあるが、女性では16歳、男性では18歳が一般的に分岐点とされている[3,4]。

ガイドラインの進め方

　本書では、術者の知識や経験に左右される要素をできる限り排除し、客観的な診断データをリストやチャートに当てはめるという極めてシンプルな診断方法をとっている。

　具体的な診断方法およびチャートの活用方法については後述するが、手順は下記に示すとおりである。
　図を用いて視覚的に表すことは、文字による解説よりも理解しやすい。自分自身の考えや今後の方向性を明確にすることができ、さらには患者への説明もしやすくなる。

患者のリスクファクター	CT撮影 問診その他	オクタゴン チェックリスト作成	オクタゴン Implant Riskogram 判定
前提条件の診断	診断材料の収集	条件やリスクの診断	条件やリスクの可視化

再評価	施術（処置・手術）	サージカルガイド作製	オクタゴン フローチャート確認
条件やリスクの診断	診断の実行	実行の準備	治療計画の可視化

プロフィール

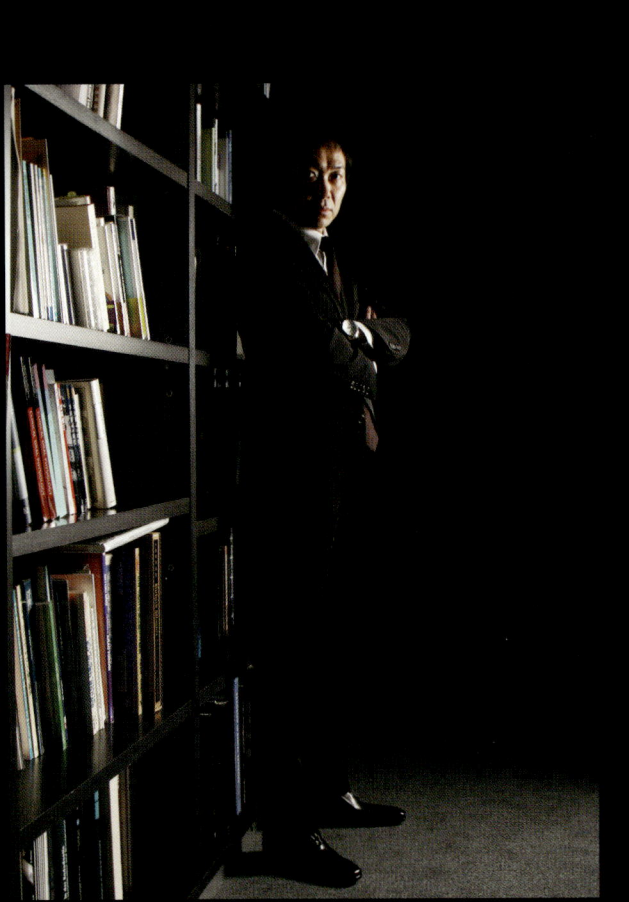

<略歴>
1991年　明海大学歯学部卒業
1995年　皆川歯科クリニック（東京都羽村市）開業

<現職>
東京 S.J.C.D.（Society of Japan Clinical Dentistry）・理事
日本歯科用炭酸ガスレーザー学会・理事
日本口腔インプラント学会・会員

<著書>
[新版] やさしいレーザー治療　硬・軟組織およびインプラントへの応用（クインテッセンス出版 2006、2007年に韓国語版、中国語版も出版される）
[DVD版] やさしいレーザー治療　硬・軟組織およびインプラントへの応用（クインテッセンス出版 2007）

<講演>
2003年　韓国・ソウルにて『やさしいレーザー治療』で講演
2006年　スイス・モントルーにて『1st. International CAMLOG Congress 2006』で講演
2008年　韓国・YONSEI大学にて『インプラントにおける審美治療』で講演

オクタゴンガイドライン、それは…

外科手術に躊躇してしまう…

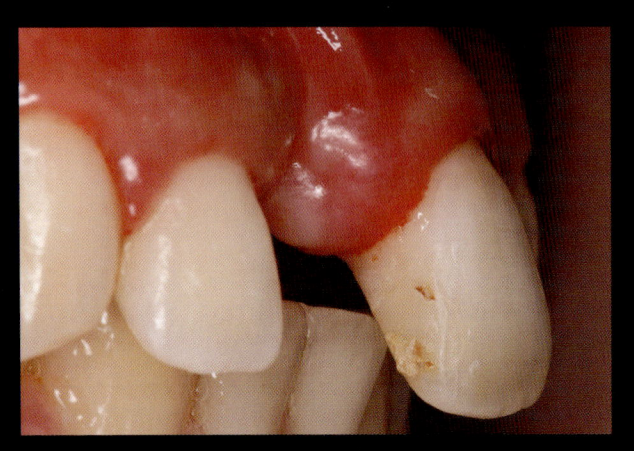

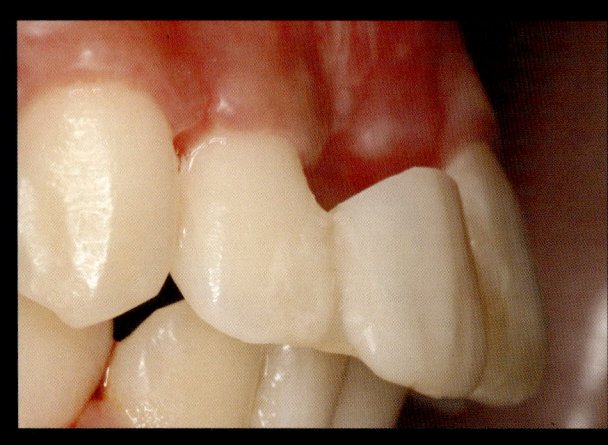

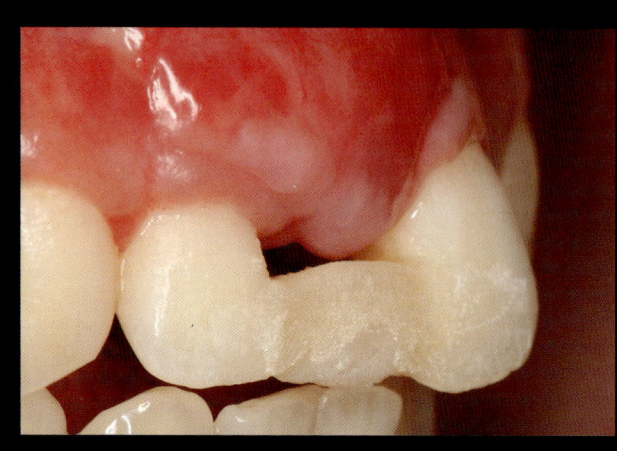

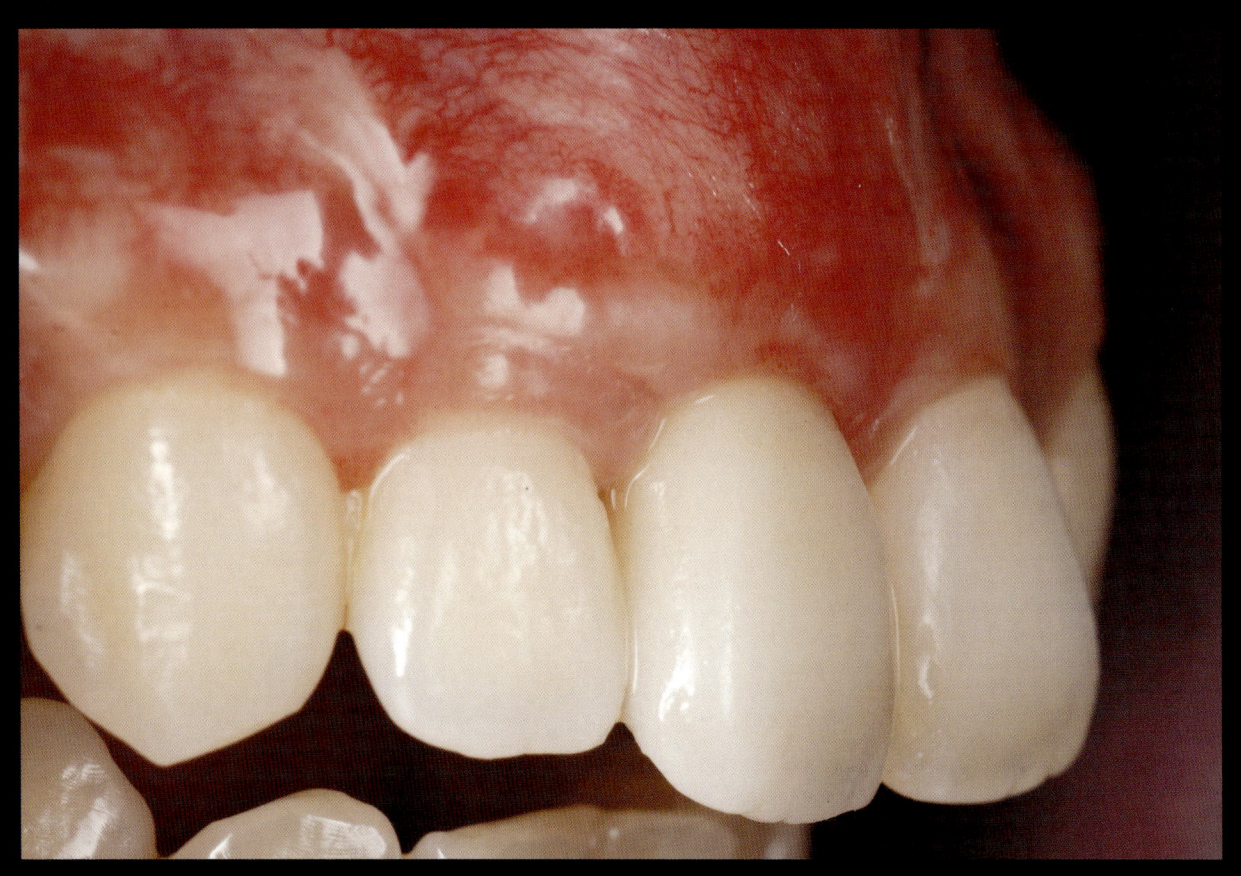

治療計画の立案に苦慮し、

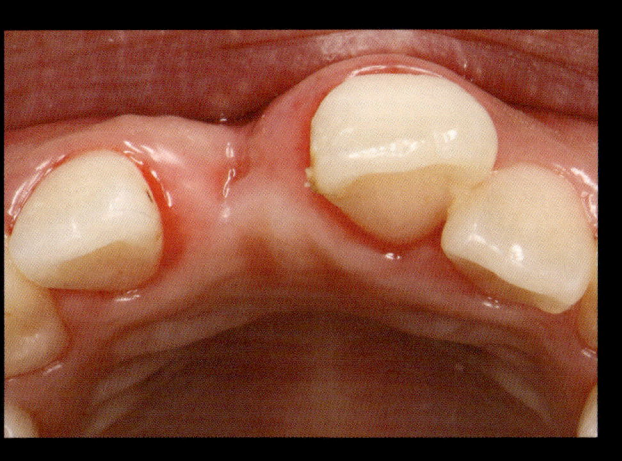

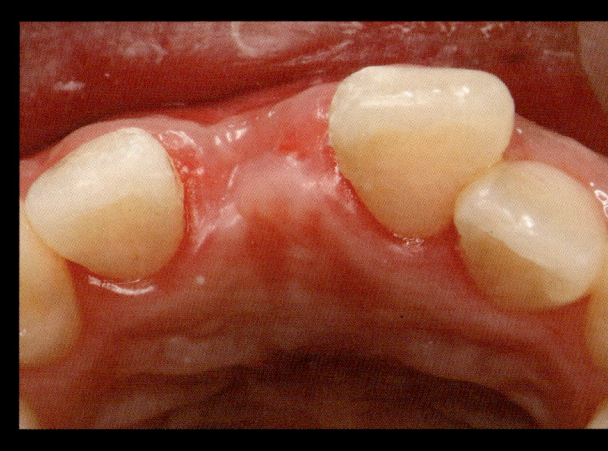

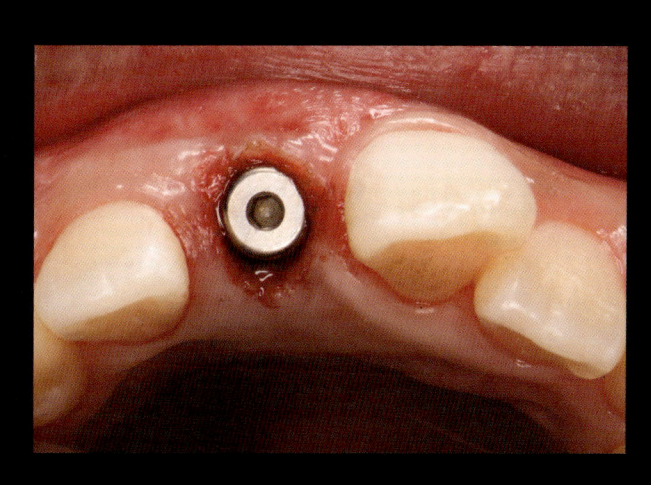

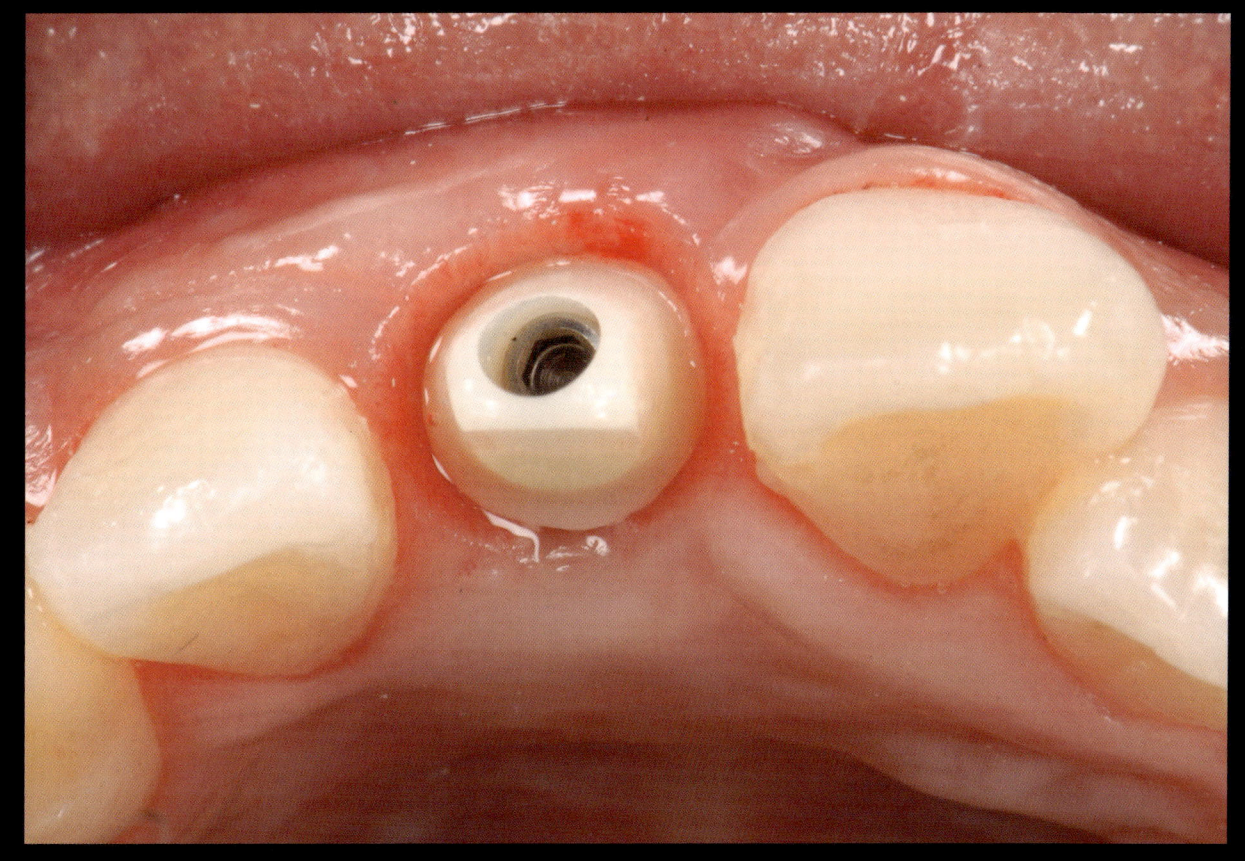

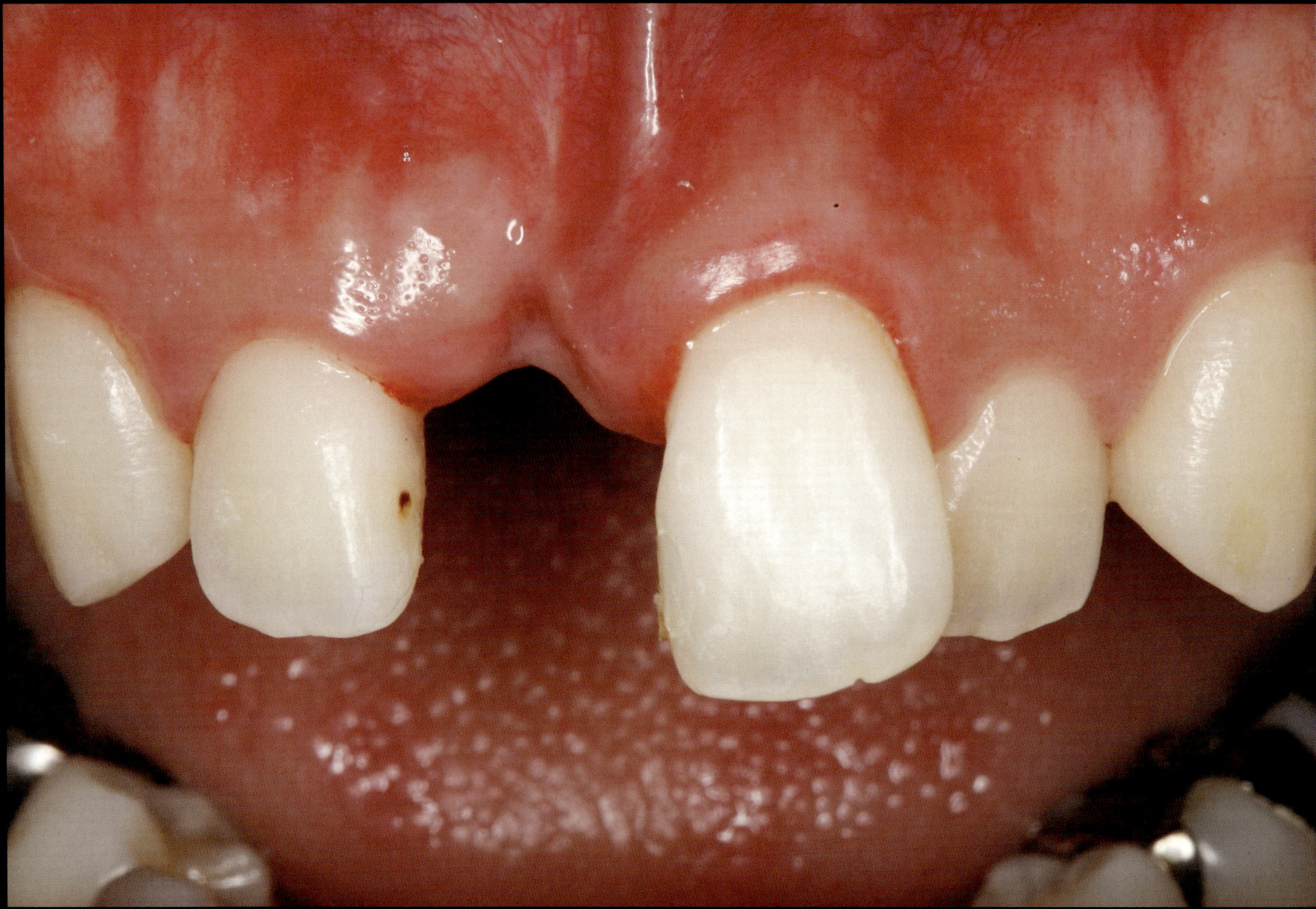

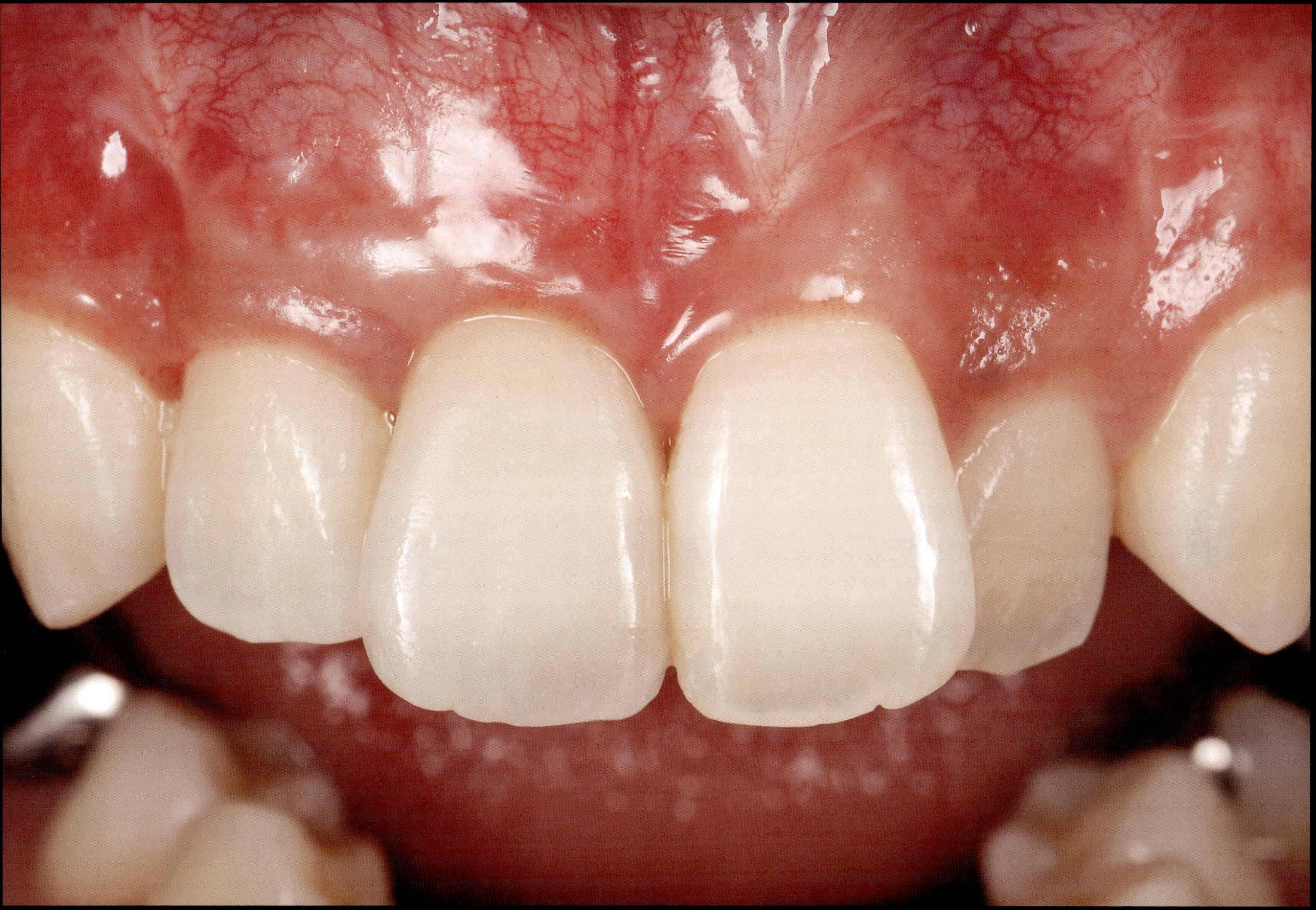

客観的かつエビデンスベースの診断として贈られる

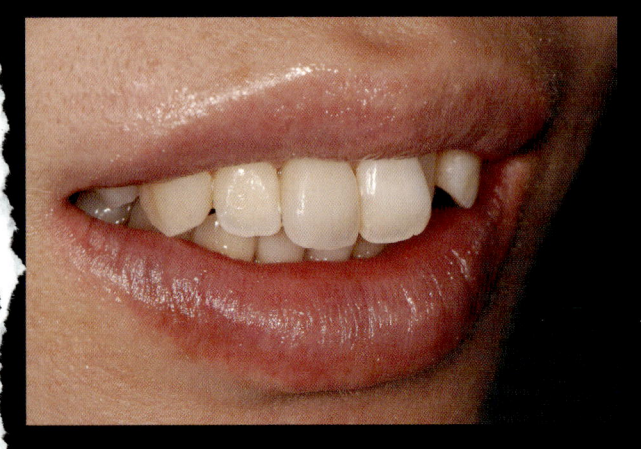

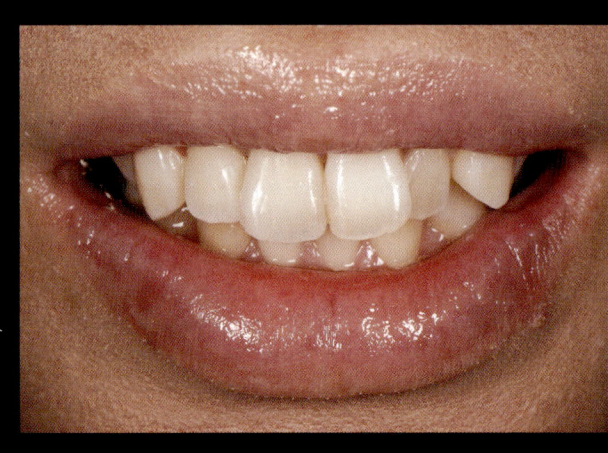

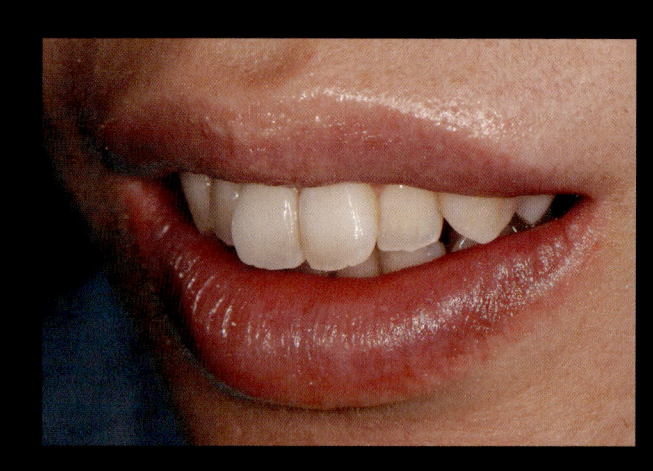

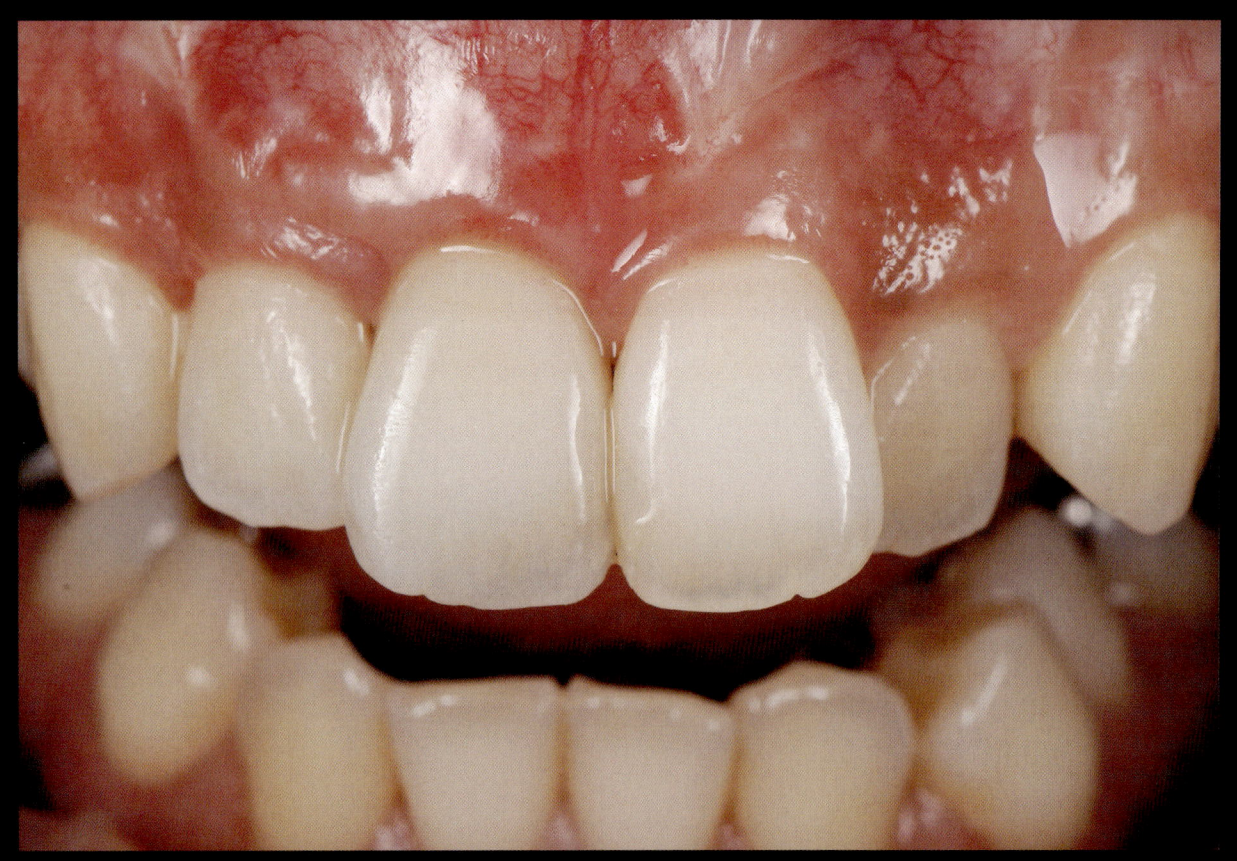

そんなあなたに、

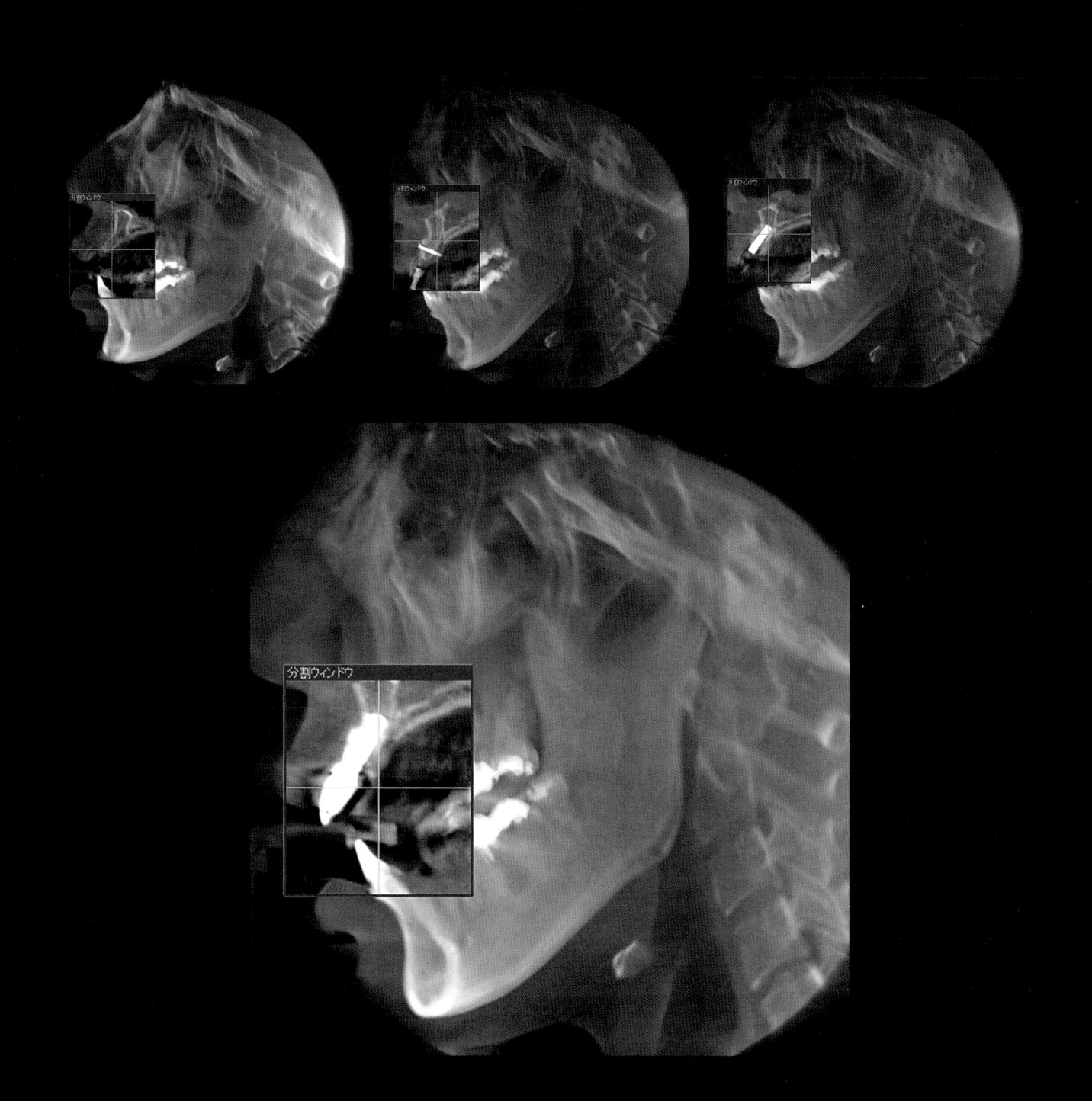

Hitoshiからのインプラントを成功に導くためのプレゼント

オクタゴンチェックリスト

	診断項目		インプラントの適応		インプラントの非適応	
			3 問題なし	2 条件あり	1 事前手術	0 不可
1	全身疾患		なし	コントロールされた疾患	－	禁忌症
2	口腔内疾患		なし	コントロールされた疾患	－	禁忌症
3	歯肉	厚さ	TF	TS	－	－
		高さ	高さあり	高さなし		
4	骨	硬さ	ClassⅡ／Ⅲ	ClassⅠ／Ⅳ	－	－
5		高さ	露出なし	基底骨≧5mm	基底骨＜5mm	－
			（上顎洞）貫通なし	既存骨≧5mm	既存骨＜5mm	
6		幅	直径＋3mm	直径以上	直径未満	－
7	神経・血管		距離＞2mm	－	距離≦2mm	
8	清掃状態		良好	普通	－	不良

【解説】

　オクタゴンチェックリストは、8項目4診断で構成されている。これは、オクタゴンガイドラインの核となる部分であり、正確な診断ツールを使って正確に診断することが大前提となる。これにより、客観的エビデンスに基づいた診断、希望的観測を挟まない診断、問題点やリスクの明確化が可能となる。

【8項目4診断について】

　全身疾患・口腔内疾患・歯肉・骨（硬さ・高さ・幅）・神経・血管・清掃状態の8項目を、それぞれを診断レベル3・2・1・0の4段階で診断する。まず、インプラント適応（ただちにインプラントが埋入できる）をブルーゾーンとし、その中でまったく問題がなく条件が揃っている状態を診断レベル3、予後や審美面において条件が揃っていない状態を診断レベル2と定義した。さらに、インプラント非適応（そのままではインプラントが埋入できない）をレッドゾーンとし、その中で条件を改善する処置を行うことでインプラント適応となるケースを診断レベル1、まったくの禁忌の状態を診断レベル0とした。これらの診断を施術前および施術後に行うことで治療計画の指針とする。口腔内を診断結果ブルーゾーン（3～2）の状態にすることがインプラントの長期的安定につながるものであり、目標値でもある。また、治療終了後のメインテナンス時の診断や予後の確認、リスク管理にも有効な診断である。

ブルーゾーン　【インプラントが埋入できる】　　3…問題なし（埋入条件が整っている）　　　　　　　　2…条件あり（良好な条件が整っていない）
レッドゾーン　【インプラントが埋入できない】　1…事前手術（埋入に先がけて条件を整える必要がある）　0…不可（禁忌である）

1 全身疾患

分類	インプラントの適応		インプラントの非適応	
	3 問題なし	2 条件あり	1 事前手術	0 不可
症状	疾患なし・正常値	コントロールされた疾患	－	病的な状態
高血圧（収縮期）	130未満	160未満	－	160以上
脈拍	60〜80	生理的頻脈・徐脈	－	不整脈・頻脈・徐脈
糖尿病（空腹時血糖値）	110mg/dl未満	110〜126mg/dl	－	126mg/dl以上
狭心症	－	安定狭心症	－	不安定狭心症
リューマチ	－	○	－	×
骨粗鬆症	－	○	－	×
血友病	－	○	－	PTT120秒以上

【解説】

　一般に患者は外科手術に対する身体的な必要条件を満たし、全身的に手術を許容できる精神力を持ち合わせていなければならない。術者においては手術に耐えられるかの判断が求められ、その見極めが重要である。この検査疾患は部分的ではあるが全身疾患の指標となるものである[5]。インプラント治療のリスクファクターを考えると生理的に異常があると思われる患者には、血液検査や尿検査、一般検査が必要である。肝機能障害と腎機能障害がスクリーニングの基準となるので追加解説する。

【診断方法】

　肝機能障害は創傷治癒不全や血液凝固機能が問題となる。主にGOT、GPTを基準とし数値が3ケタを超えるときには禁忌となる。さらに腎機能は高血圧や心不全症状を併発しやすい。コントロールされていない糖尿病患者は感染しやすく、創傷治癒不全となるばかりか骨結合においても阻害因子となるものである。感染の危険が高い糖尿病の場合には、抗菌薬を併用しインシュリン投与と食事療法による血糖値のコントロールがされていればインプラント埋入は可能となる。その他にも、貧血は創傷治癒不全となりやすく、Hb10mg/dl

自体では禁忌とはならないが、ビスホスホネート（BP）投与患者については慎重な対応が必要である。注射薬が投与される場合は、インプラント治療はハイリスクとなり、禁忌症となる。経口薬であっても、1年以上の投与期間であれば処方医師との連携が必要となり、十分な注意を要する[6]。一般的に高齢者の女性においては、骨粗鬆症が発症しやすい傾向があるといえる。骨代謝マーカーにより、骨粗鬆症の発現は予測可能となる。心疾患や脳梗塞など、半年以内に発作に見舞われている患者には手術を控えるべきであり、血友病においても止血機能の低下や血液疾患を備えた患者は

2 口腔内疾患

分類	インプラントの適応			インプラントの非適応	
	3 問題なし	2 条件あり	1 事前手術	0 不可
症状	疾患なし・正常値	コントロールされた疾患	－	病的な状態
歯周病	－	治療が完了した歯周病	－	進行中の歯周病
病変	－	除去されたもの	－	腫瘍あり
上顎洞粘膜肥厚	－	小程度の肥厚	－	中程度以上の肥厚
咬合異常	－	○	－	×
ブラキシズム	－	○	－	×
開口障害	3横指	2横指	－	2横指以下
クリアランス	7mm以上	6mm	－	5mm以下

【解説】

　口腔内疾患は直接インプラント埋入に影響するものであり、その原因を見極め除去しなければ埋入できない場合と、管理された一定の条件のもとであれば埋入できる場合がある。これらは経時的変化を伴うものであり、現状で問題がなくても埋入期間中に不意の症状変化が起きることも十分に考慮し、再評価ごとにチェックを怠ってはならない。埋入時のみではなく常に口腔内の状態を診断し、視診や触診・X線評価していかねばならない。また、埋入部位のみでなく全顎を1単位とした修復を念頭に置き、診査していかなければならない。

【診断方法】

　当該部位に限らず、進行中の歯周病があるインプラント埋入は禁忌である[7]。しかし、安定している場合は軽度のリスクとされ、常にコントロールしていくことで埋入可能となる。歯周病は完全治癒ということはなく、術後においても永続的な管理が必須となる。病変においても同様で感染源の完全除去を即時で判断することは不可能であり、除去しても感染源が残存し巻き込んだりする可能性が大きい。病変を除去したからといって即時に埋入してはならない。その後症状が現れない場合でも、予後に不安を残すものと判断される。骨添加していることをCTによって確認し、長期的な治癒過程をしっかりと見極めるべきであろう。上顎洞粘膜肥厚は軽度であれば抗菌薬（ニューマクロライド系）の長期投与（3ヵ月程度）で安定しており、感染源とならなければ慎重な施術は適応とされる。咬合においてはパラファンクションが問題となり、それ自体は禁忌ではないがナイトガードなどの安全処置が術前・術後に望まれる。開口障害については、埋入時に大きな障害となるので術前に精査する。前歯部は2横指、臼歯部は3横指を目安とし、術前にシミュレーションすることが大切と考える。クリアランスは最低でも6mm必要とされる。口内炎、カンジダ症、粘膜疾患、残根、歯周疾患、根尖病変、顎骨の炎症、膿胞、腫瘍などはインプラント埋入時に存在していてはならない。

3 歯肉の厚さ・高さ

分類／症状	インプラントの適応			インプラントの非適応	
	3 問題なし		2 条件あり	1 事前手術	0 不可
	必須条件を満たしている		一定の条件を満たしている	—	—
厚さ	Thick Flat		Thin Scallop	—	—
高さ	高さあり		高さなし	—	—

【解説】

　Thickフラットとは、歯肉の密度が高く繊維質であり付着歯肉量が多いものをいう。それに対しThinスキャロップは、歯肉は薄くサルカス内にプロービングすると透けて見える。より厚く繊維に富んだ歯肉ほど、審美的な結果を期待できる。逆に、薄すぎる歯肉においては退縮しやすく、アバットメントの色を隠すなどのコントロールは困難となる。角化歯肉の幅が十分にあると、インプラント周囲組織の健康維持や高さが確保される。

　歯肉の高さは、審美性の確立において必要な要素である。機能面から考えると、歯肉の厚さ・高さはインプラント埋入においての絶対的な条件ではなく、審美的な要素が強い。しかし、長期的予後やメインテナンスの観点から歯肉の厚さ・高さは十分に確保されるべきである[8]。健康な歯肉の場合においては、骨のスキャロップ形態と歯肉のスキャロップ形態は相似形を示すとされる[9]。一般的に、アジア系民族や女性においてThinスキャロップが多いとされる。Thinスキャロップは外的刺激に対して抵抗性が弱く、長期的な歯肉退縮が経時的に起こるとされる。メインテナンスにおいても歯周組織の安定性が弱いため、生物学的な幅径が侵襲されやすい。そのため、コントロールが困難とされている。

【診断方法】

　歯肉の厚さの診断には、プローブを用いる。また、視診において歯間乳頭が低ければThickフラットであり、高いとThinスキャロップであると診断できる。歯肉の高さは残存歯正常歯頚線があればそれを基準とする。正常歯頚線と同等か、またはそれよりも吸収していれば、高さなしと診断する。検討する残存歯がなければワックスアップをしてから歯頚線の高さで判定し診断を行う。

4 骨の硬さ

分類 症状	インプラントの適応				インプラントの非適応	
	3 問題なし		2 条件あり		1 事前手術	0 不可
	必須条件を満たしている		一定の条件を満たしている		−	−
骨の硬さ	Class Ⅱ	Class Ⅲ	Class Ⅰ	Class Ⅳ	−	−

【解説】

　骨の硬さは骨の密度に基づく硬組織の評価でありLekholmとZarbらの４つの分類がある。骨の硬さ（骨質）はインプラント埋入部位において初期固定やオッセオインテグレーションにかかわる重要な要素である。一般に上顎骨においては海綿骨が多くを占有しClass ⅢおよびClass Ⅳが多いとされる。下顎においては皮質骨の専有部分が多くClass Ⅰ Class Ⅱがほとんどであり Class Ⅳはないとされる[10]。すべての不成功の78％はClass Ⅳの骨質であったとの報告もある。Class Ⅳに対してはインプラントデザインをテーパー型としたり、外科手技の変更を行いドリリング穴を１ランク下げて計画通りの埋入をする、負荷の時期の間隔を十分確保するなどを行えば、インプラントの生存率は上がるとされる[11]。骨の硬さ（骨質）のクラス別診断は、Class Ⅰは密度の高い骨から構成される均質の緻密骨である。Class Ⅱは高い骨密度の海綿骨を取り囲む皮質骨の厚い層が外層部にあるもの。Class Ⅲは強度の骨密度の海綿骨によって囲まれた皮質骨の薄い層をもつもの。Class Ⅳは皮質骨の薄いものであり海綿骨がそのほとんどを占有しているものである。

【診断方法】

　デンタルやパノラマは骨の硬さの診断には有効ではないため、Class Ⅱ～Ⅲの微妙な判定は不可能である。骨の硬さはＣＴを用いて診断する。しかしＣＢＣＴは皮質骨の厚みの評価、診断の大きな要素とはなるが骨密度を計測することができない欠点がある。診断方法は、術中におけるドリリングの手指の感覚に頼ることとなる。

　骨の硬さ（骨質）は、インプラントの初期安定性と関連している。

5 骨の高さ

分類 / 症状	インプラントの適応 3 問題なし 必須条件を満たしている	インプラントの適応 2 条件あり 一定の条件を満たしている	インプラントの非適応 1 事前手術 必須条件を満たしていない	0 不可 —
上顎臼歯部以外	露出なし	基底骨≧5mm	基底骨＜5mm	—
上顎洞	貫通しない	貫通する 骨高≧5mm	貫通する 骨高＜5mm	—

【解説】

　骨の高さは、硬さ・幅共にインプラント埋入において非常に重要な要素である。重要なポイントは、その骨量で初期固定が得られるか否かという点である。初期固定さえ得られれば付加処置としてGBR、CTGなどを行うことができる。骨の高さは全体の表面積に、あるいはインプラントの安定性や全体骨の接触率・アバットメントのトルクの抵抗にも影響する。表面積が大きくなると骨に伝導するストレスが少なくなり、予後は良好となる。下顎では下顎管、上顎では上顎洞に規制を受ける。部位特異的に術式が異なるため、骨の高さは上顎臼歯部以外と上顎臼歯部（上顎洞）に分けた。下顎管からは最低でも2mmの距離が必要であり、それを安全域としてここではその2mmを表内に入れていない。したがって、下顎臼歯部に関して言えば6〜7mmの基底骨が分岐点となる。

　上顎前歯部に関しては、診断用ワックスアップを用い、理想的な歯頚線を設定してそこから3〜4mm根尖部に埋入するのだが、初期固定を得るだけの基底骨が確保されていることが条件である。前歯部の顎堤はもっとも利用できる骨が存在する。上顎洞は11mmのインプラントを最低の選択基準としている[12]。骨の高さが4〜7mmあれば上顎洞底挙上術同時法を選択してインプラントを埋入し、上顎洞の基底骨が5mm以下の場合においては上顎洞底挙上術待時法を選択して十分な骨量を確保したのちに埋入する。

【診断方法】

　CTにおけるインプラントシミュレーションソフトを用い、埋入予定部位の骨の高さを測定する。

　CTにおける断層域の正しい位置づけとは、顎の接線と、水平基準面に垂直であることが重要なポイントとなる。この設定により、正確な計測値を読み取ることができる。

6 骨の幅

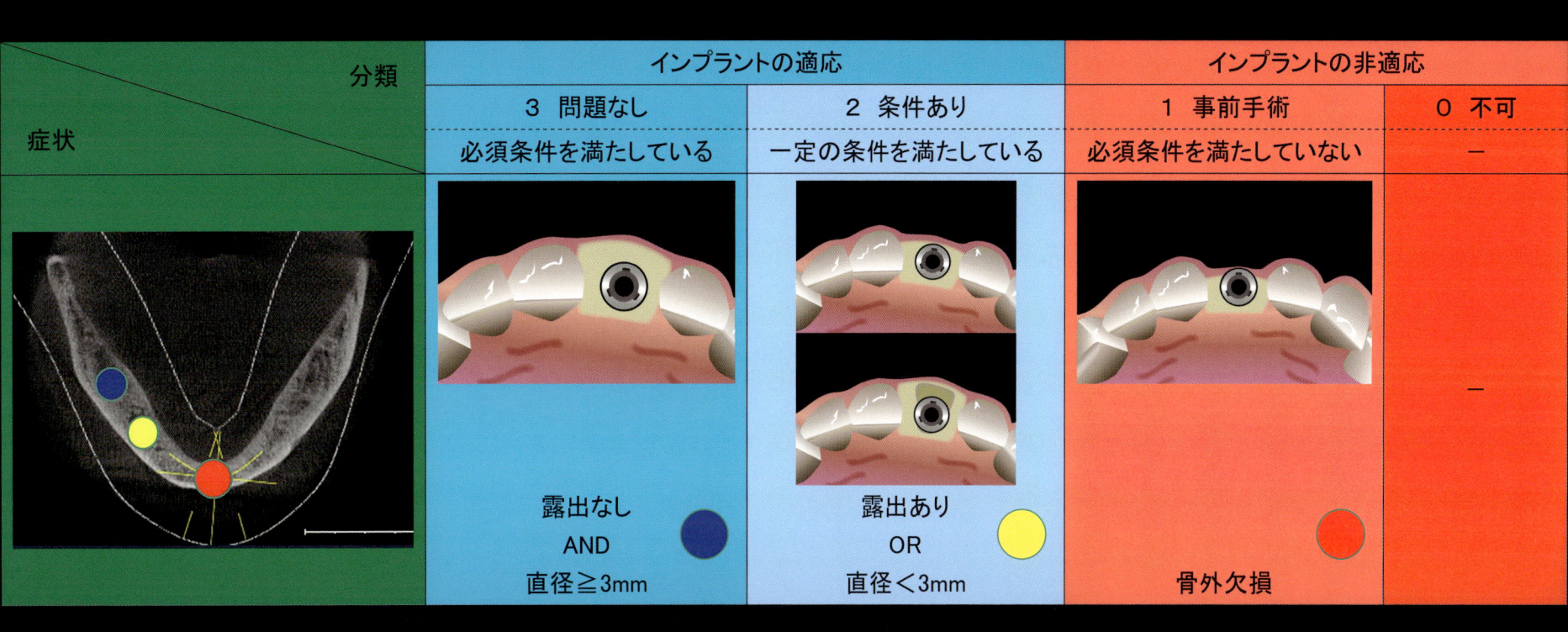

分類 症状	インプラントの適応			インプラントの非適応	
	3 問題なし	2 条件あり		1 事前手術	0 不可
	必須条件を満たしている	一定の条件を満たしている		必須条件を満たしていない	−
	露出なし AND 直径≧3mm ●	露出あり OR 直径＜3mm ●		骨外欠損 ●	−

【解説】

　骨の幅は高さとともに重要である。高さと幅があって初めて埋入される骨量が確保され、初期固定が得られる。GBRにおいて高さの獲得よりも幅の獲得のほうが予測可能であり、施術しやすい。診断レベル2の埋入条件を満たしていても露出の度合い、部位特異性、術者の技量などにより、診断レベル1として事前手術を行ってから安全に施術することが望ましい。骨のリモデリングを考慮し、インプラント周囲には最低でも1.5mm以上の骨幅が必要であり、プラットフォームで4mmのインプラントは7mm以上の骨幅が必要である[13]。骨外欠損の場合には、初期固定を得ることは困難であり、事前に骨造成して条件を満たした状態でインプラントを埋入すべきである。GBRにおけるステージドアプローチには通常6ヵ月の治癒期間を要する。上顎前歯部においては、顎堤が基底部に向かって広くなっており、3mmの幅があれば骨切りを行いスプリットして適切な幅に拡幅する術式もある。いずれにしても、インプラント埋入時にフィクスチャーが外部に露出しないことが条件となる。審美部位においては、2mmの唇側骨の確保が条件となる。インプラント埋入ポジションは最低でも唇側骨の1〜2mm内側であることが望ましい。上顎前歯部などの審美的要求が高い場所においては、骨のバックアップは重要な要素であり、軟組織のみでは長期的予後は保証されない。

【診断方法】

　シミュレーションソフトで理想的なインプラントの埋入位置を決めて、プラットフォームの位置で計測する。ただし、十分な幅があっても即時埋入の場合は抜歯窩のインプラントが露出することとなり診断は2とする。開窓や裂開があった場合も同様に診断は2とする。インプラント間では3mm、インプラントと天然歯の間では1.5mmの距離が必要となる。例外として、骨外欠損であっても初期固定が得られるケースであれば、周囲に自家骨、骨補填材料、メンブレン、結合組織を設置した4レイヤーテクニックを用いて施術可能ではある。しかし、術者の技量に頼ることが大きいことを理解すべきである。

7 神経・血管

症状 \ 分類	インプラントの適応			インプラントの非適応	
	3 問題なし	2 条件あり	1 事前手術	0 不可
	必須条件を満たしている	一定条件を満たしている	必須条件を満たしていない	非適応
神経 （下顎管）	インプラントとの距離＞2mm	－	インプラントとの距離≦2mm	－
血管 （切歯管・大口蓋動脈・舌下動脈など）	CTベースで解剖学的考察により診断する			－

【解説】

　神経については、主に下顎管やアンテリアループ（前方下顎管）、オトガイループ（後方下顎管）が神経損傷の診断項目として挙げられる。特に、顎舌骨筋を超えた舌側皮質骨の穿孔による舌下動脈の損傷には最大の注意を要する。インプラントと神経の距離は2mmが安全域であり、その距離を確保できなければ埋入することは不可能である[14]。しかし、神経・血管が原因でインプラント非適応ということはなく、段階法における骨造成を行ったり、初期固定が得られる4mmの距離（神経の安全域2mmを加えると6mmの骨の高さ）があれば同時法で非吸収性メンブレンを使ったテントスクリュー施術が行える。また、短いインプラントを選択することによって解決されることもある。神経は下顎骨を舌側寄りに走行しているため、インプラントを離して頬側寄りに埋入することは困難である。結合組織移植においては、口蓋からの採取の際に口蓋動脈に注意を要する。小臼歯部付近の切開は血管も太く多量の出血を伴いやすいので、十分な術前診査が必要となる。切歯管については神経終末枝であり、大口蓋動脈枝と鼻口蓋神経が走行している。インプラントが近接するときにはインテグレーションが阻害される恐れがあるので、搔把して上方部内容物を除去し、骨補填材料を填入する。止血に対してはバイポーラの電気メスが有効である。これは対極板がなく、部分的に焼結するため繊維質や肉芽脂肪組織の除去なども行える。

【診断方法】

　血管・動脈などはCBCTでは確認不可能であるため、一般解剖学的な見地とCT上での個人差から診断する。口蓋動脈においては、歯牙がない場合には顎堤吸収によって距離が近接しており、触診などで距離を確認する。切歯管や下顎管の走行位置はCTにより診断する。

8 清掃状態

分類	インプラントの適応		インプラントの非適応	
	3 問題なし	2 条件あり	1 事前手術	0 不可
症状	良好	普通	−	不良
条件	\<――――――――――――――――――――――――――――――――――\> 口腔内の管理が患者自らできること メインテナンスにも継続的に来院できる 治療に参加し、歯科医師まかせでないこと			

【解説】

　インプラント治療においては、不十分なプラークコントロールや進行中の歯周疾患が大敵である。患者は埋入後のみならず埋入前においても良好な清掃状況を永続できるようにその指導を受け、メインテナンス能力をつけておかなければならない。術前のプラークコントロールが不十分であるということは、その時点でインプラント治療が禁忌となる重要な項目であり、まずは患者とのコミュニケーションや歯科衛生指導の徹底を最優先すべきである。プラークは歯肉炎や歯周病の原因因子であり、感染源である。これが除去されることなくインプラント埋入を行うことは施術の失敗に陥る。たとえインテグレーションが獲得できたとしても長期的にはインプラント周囲炎となり、骨吸収を併発して深部歯周組織の破壊へと移行し、最終的に脱落するという最悪の事態を招くこととなる。指導されるばかりではなく、自ら進んでその病原菌の怖さを自覚し、口腔内管理ができる能力が必要となる。歯科衛生士と共に取り組み、患者フォローをしていかなければ、せっかくのインプラント治療が意味のないものとなってしまう。

【診断方法】

　清掃状況は、歯科医師や歯科衛生士まかせではなく、患者自ら基本的なホームケアができること。メインテナンスを行うことができリコールに応じられること。この2つを適応条件とする。大切なことは患者本人の意識管理であり、この意識が維持されていくことによって初めて長期的予後のある成功したインプラント治療といえる。

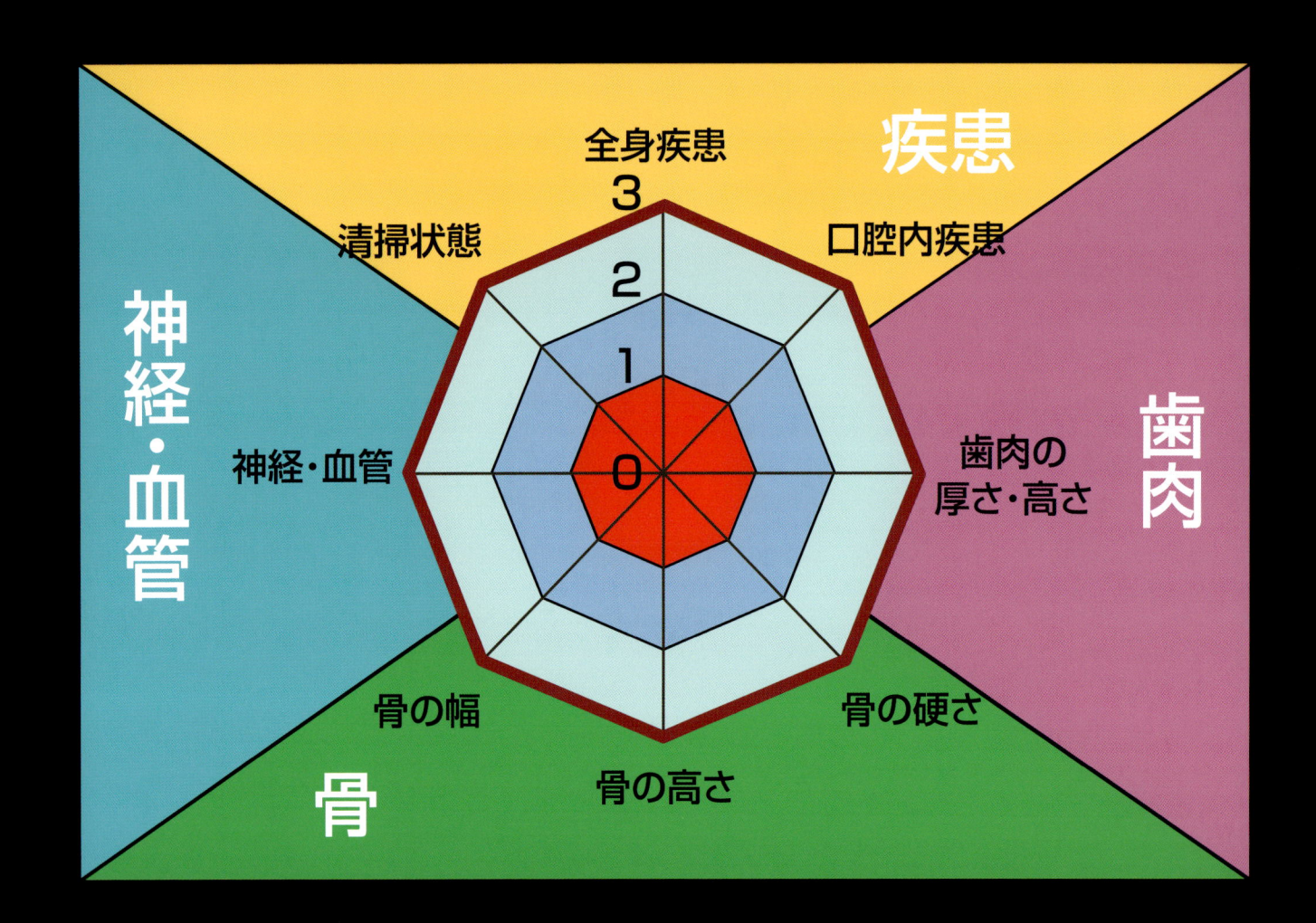

Implant Riskogram

【解説】

オクタゴンチェックリストの診断結果を元にImplant Riskogramを作成する。

8項目をさらに大きく疾患、歯肉、骨、神経・血管の4つのカテゴリーで捉え、視覚的に全体のリスクを把握する。Implant Riskogramのチャートの面積が大きいほどそのインプラント治療は安全であり、安定した状態ということが一目で理解できる。逆に面積が小さく変形していれば治療内容は困難であり、また予後においても不安を残すものとなる。

【使い方について】

このImplant Riskogramは、初回、埋入前、二次手術前、印象前、上部構造装着時・メインテナンスなどの診断や再評価の都度チャート化し、並べて比較することで口腔内の変化・問題点を一目で顕在化させることができ、治療計画立案の材料となる。

Implant Riskogramは、本書に添付されているCDを使うことにより、さまざまな場面で臨床の幅を広げることができる。

1. 診査・診断・治療計画および術式の選択の立案
2. 歯科医師、歯科技工士、歯科衛生士、コ・デンタルスタッフ間のチームアプローチ
3. 患者へのコンサルテーション

　Implant Riskogramは、術者自身が診査・診断・治療計画立案に活用できるのはもちろんであるが、インプラント治療に必要な診断項目を網羅し、診断結果をすべて数値化しているので、チームドクター、歯科技工士、歯科衛生士、その他スタッフ全員が同じ理解で情報を共有できる。また、患者サイドからも恩恵がある。複雑で専門的なインプラント治療においての自分自身のリスクをビジュアルで捉えることができるため、より安心して治療に臨むことができる。わかりやすい情報提供は、患者の理解を助け、患者との信頼関係を築き、より良い治療結果を得ることにつながる。

　CDはプリントアウトすることにより、患者説明のツールとしても活用することが可能である。

　1ページ目は、診断結果と治療の流れを示すフローチャートを明示しているので、患者への配布用として、また術者・チームスタッフ用として利用できる。
　2ページ目は、術式や治療に対する注意点であり、こちらは医療者側用として活用されたい。

　CDは、スタッフの誰もが利用できるよう操作方法を簡易にしてあるので、患者理解を深めるツールとして本書と共にそばに置き、ぜひ活用していただきたい。

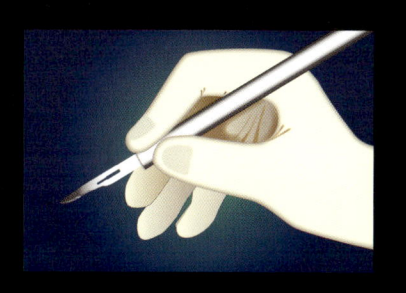

オクタゴンフローチャート

フローチャートに沿った治療計画

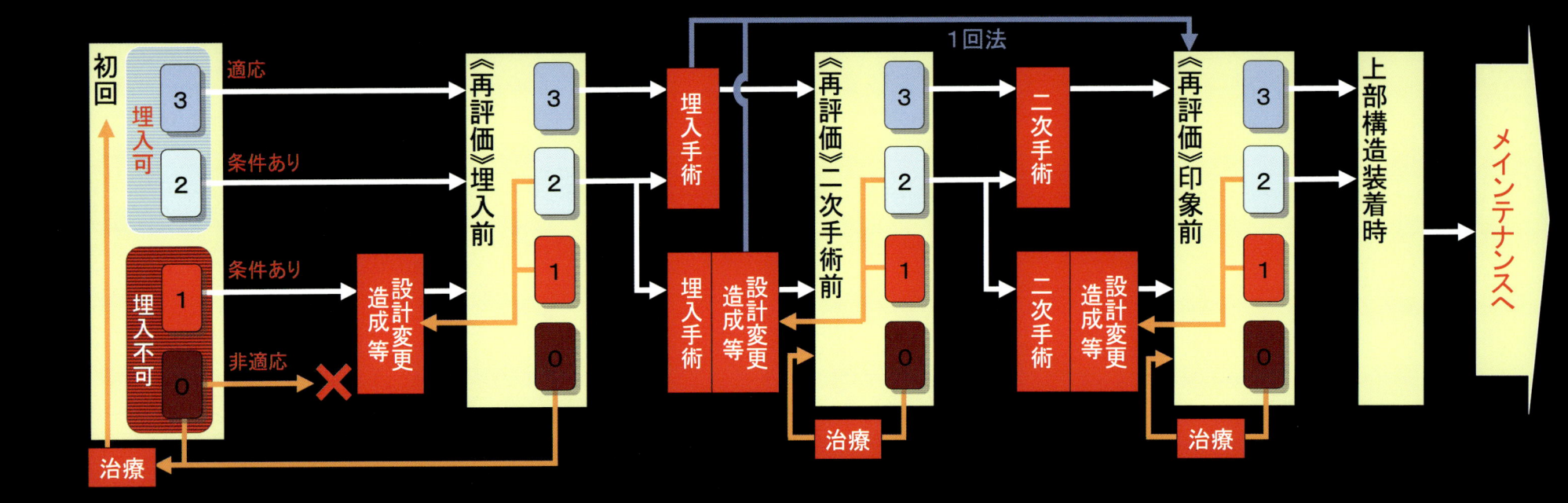

【解説】

　オクタゴンチェックリストの診断結果に基づき治療計画を立案する。

　オクタゴンフローチャートは、可能な限り上部構造装着に至るまでの流れを単純化し、治療計画の立案を容易にしている。急な治療計画の変更にも対応できる。

　しかしながら、フローチャートはあくまでも流れを示すものであり、実際の施術方法は患者の要望・術者のテクニック・その他の要因により総合的に術者が判断することとなる。どのような場合でも、そのベースはオクタゴンチェックリストによる診断数値であり、そこを無視して手順を省略したり、再評価を省略することなどは避けるべきである。また、再評価によって想定した結果が得られなかった場合や想定外の条件の後退があった場合などは、オレンジラインに沿って戻ることとなる。最終的には、患者と十分に話し合い、方向性を決める。

　将来の治療計画を大きな視野で捉えたり、再評価時に立ち止まりその都度設計、計画を意識的に見直すことができるのも、オクタゴンフローチャートを活用するメリットであるといえる。

	初回		
埋入可	3	適応	
	2	条件あり	
埋入不可	1	条件あり	設計変更造成等
	0	非適応	×

治療

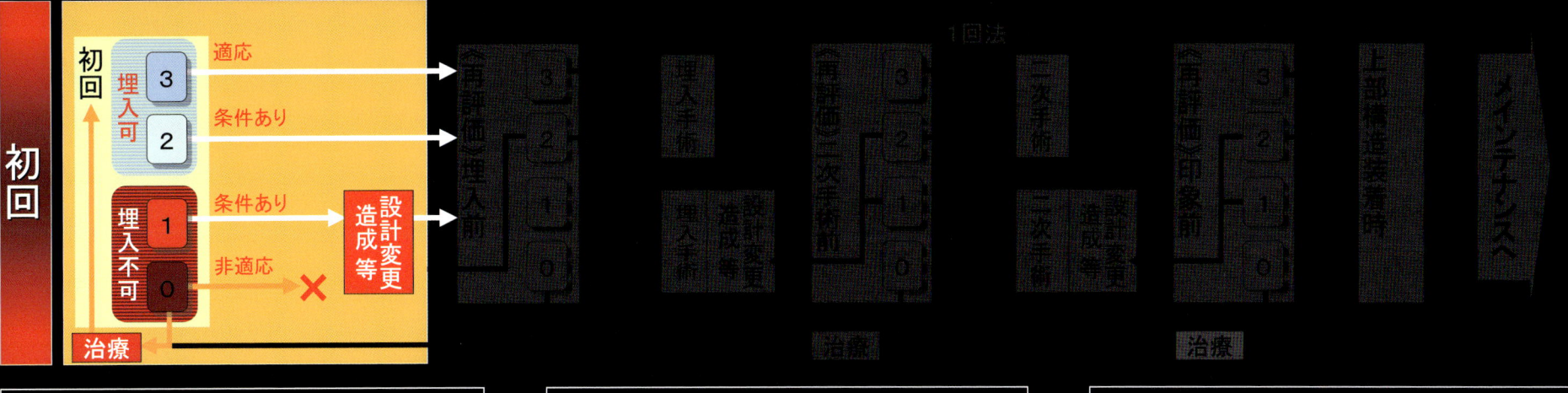

【診断】

診断レベル3
インプラントの適応である。条件が整っており、安定した治療が行える。

診断レベル2
インプラントの適応である。しかし、長期的な予後の安定や審美的回復を維持するには細部の条件を改善する必要がある。

診断レベル1
インプラント非適応で埋入不可である。しかし絶対禁忌ではなく、埋入の条件を満たすべく事前に骨造成や設計を変更することによって埋入可能となる。

診断レベル0
インプラント非適応で埋入不可である。疾病の治療が最優先であり、治療終了後に改めて初回診断とする。

【治療計画】

診断レベル3
現時点で問題はなくても、全身疾患や口腔内疾患などの条件は日々変化するものであり、常に注意深く再評価していく必要がある。

診断レベル2
審美的回復のゴール設定にもよるが、長期的予後の安定のために骨や歯肉は診断レベル3を目指す。手術によって条件を改善する場合、患者の負担を考え埋入時、もしくは二次手術と同時に処置するのが望ましい。しかし複雑なケースでは、レッドゾーンの治療計画を優先して行う。また、患者の要望や部位、その他の条件によっては診断レベルを上げず、レベル2を維持する選択もある。

診断レベル1
改善を図らないと埋入することができないので、造成を行う。また、短いインプラントを選択したり、傾斜埋入を行うなどの設計変更を行い埋入条件を改善する（診断レベルを上げる）。

×

【解説】

　診断項目は8項目あり、それぞれについて3、2、1、0の診断をするが、それらは独立するものではなく、8項目で一つの評価として捉える。そして、治療計画立案の優先順位としてその中でもっとも低い数値に着目し、その問題を確実にクリアしていく。

　フローチャートについても考え方はまったく同様であり、もっとも低い診断数値に沿って進めていくものである。

　全顎的な治療を行う場合でも、部位ごとに施術する場合は、それぞれにImplant Riskogramを作成し、診断するものとする。

～8つの診断項目それぞれについて、ひとつずつフローチャートに当てはめ、治療計画を立案する～

インプラント埋入

初回			《再評価》埋入前		
埋入可	3	適応 →	3	→	埋入手術
	2	条件あり →	2	→	埋入手術
埋入不可	1	条件あり → 設計変更造成等 →	1	→	設計変更造成等
	0	非適応 → ✕	0		

治療 ←

1回法

《再評価》二次手術前 → 二次手術 → 《再評価》印象前 → 上部構造装着時 → メインテナンスへ

治療　　　　　　　　治療

【診断】

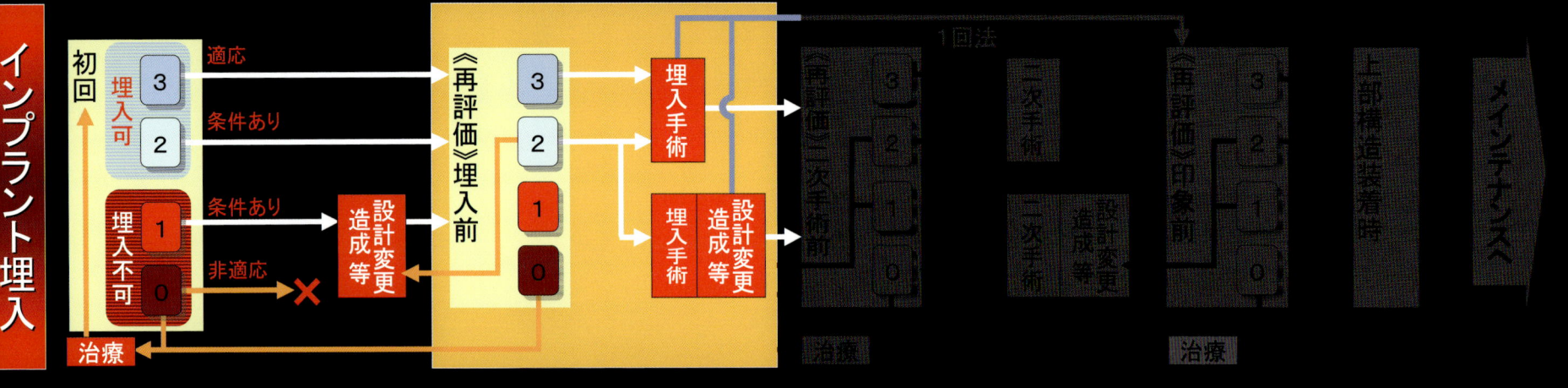

初回診断をもとに、造成手術などの処置や設計変更を行った項目について再評価する。視診・触診・X線診断などを主とするが、疑問があればCTで確認することが望ましい。

再評価の結果、埋入条件を満たしていない（診断レベル1もしくは0）項目がある場合は、治療計画を見直す必要がある。フィクスチャーのサイズ変更や埋入方向の変更、再度の造成なども検討する。

その他、処置を行っていないすべての項目についても再評価する。

全身疾患や口腔内疾患などの条件は日々変化するものであり、常に注意深く再評価する必要がある

進行基準

すべての項目が診断レベル3もしくは2となったことを確認し、次のステップであるインプラント埋入へ移行する。

【治療計画】

診断レベル3

インプラント埋入の条件が揃っているため、治療計画に対する条件などはない。

診断レベル2

歯肉や骨量に関する項目がこの診断の場合は造成処置などが必要となる。どのような方法を用い、どのタイミングで行うかは歯科医師の判断となる。

埋入手術のみとするか、同時に造成を行うか、どのような手法を選択するかは患者の希望や骨や歯肉の量や部位、他の診断項目との関連、手術の手順、患者負担などを考慮し、最終的に決定することとなる。

また、埋入後どれくらいの期間を待つかは、骨の硬さと初期固定などから総合的に判断する。

【埋入手術】

インプラント適応の診断時においてはCT診断をベースとするが、より安全に確実に埋入するためには必ずサージカルガイドを用いる。

さらに多数歯に及ぶ埋入や隣在歯との平行確認をする意味でもパラレルピンを用いる。

埋入時に初期固定が十分であれば1回法での埋入に計画変更することも考慮する。

埋入と同時に行う造成は骨造成と歯肉造成であるが、その他にも口腔前庭拡張術や小帯切除術も含まれている。

～8つの診断項目それぞれについて、ひとつずつフローチャートに当てはめ、治療計画を立案する～

二次手術

【診断】

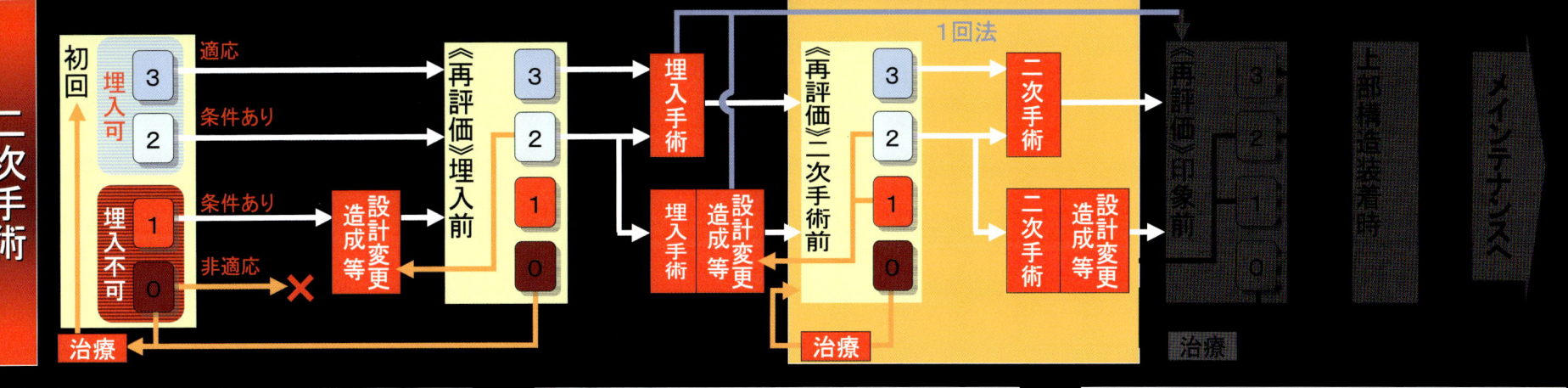

インプラント埋入後、計画した治癒期間をおいたのち、予定どおりの結果が得られたかを再評価する。

それにより、診断レベル2の項目があれば、さらにレベルを上げる処置を行うのか、現状のまま二次手術からファイナルへ進むのか判断することとなる。

ここでは、患者とコミュニケーションをとり、どの程度の審美的回復を目指すのか、機能の回復のみを目指すのかを改めて確認する（インフォームドコンセント）。

処置を行っていない項目や診断レベル3の項目についても省略せず再評価する。

進行基準

すべての項目が診断レベル3もしくは2となっていることを確認し、次のステップであるインプラント二次手術へ移行する。

【治療計画】

診断レベル3

条件が揃っている状態だが、術後感染の危険があり、感染などが起こっていないか、常に注意深く観察する必要がある。

診断レベル2

すでにインプラントが埋入され、インテグレーションされた状態においての造成は、審美的側面と長期的な予後の確保を目的としている。そのため、審美部位かどうか、清掃性は確保できているか、などにより術式は大きく異なる。二次手術は通常の手順では、外科手技の最終段階となるので、造成が必要な場合は二次手術と同時に行う。万が一問題が発生した場合は、早期にリスクを回避するためオレンジラインに沿った計画の見直しをする。

【二次手術】

二次手術は、歯肉形成形態の総合的な最終チェック段階であり、歯肉のボリュームにより施術方法は異なる。歯肉が不足していれば、さらなる歯肉造成・移植を施術し、さほど問題なければ切開線の設定によって部分的造成を行う。十分な歯肉が獲得されていればパンチングを行うこともある。また、造成のほか歯肉切除や口腔前庭拡張術も考慮する。

歯肉の治癒を待ち、炎症のないことを確認後印象採得する方法もあるが、二次手術と同時に印象採得を行いカスタムアバットメントおよびプロビジョナルレストレーションを前もって作製することも一方法として考えられる。

二次手術後は治癒の確認や炎症の有無を観察し、最低4週間の十分な期間をとる。

～8つの診断項目それぞれについて、ひとつずつフローチャートに当てはめ、治療計画を立案する～

印象～上部構造装着

フローチャート：
- 初回 → 埋入可（3:適応、2:条件あり）／埋入不可（1:条件あり、0:非適応×）
- 《再評価》埋入前（3／2／1／0）→ 埋入手術（1回法）／設計造成変更等／治療
- 《再評価》二次手術前（3／2／1／0）→ 二次手術／設計造成変更等／治療
- 《再評価》印象前（3／2／1／0）→ 上部構造装着時／設計造成変更等／治療
- メインテナンスへ

【診断】

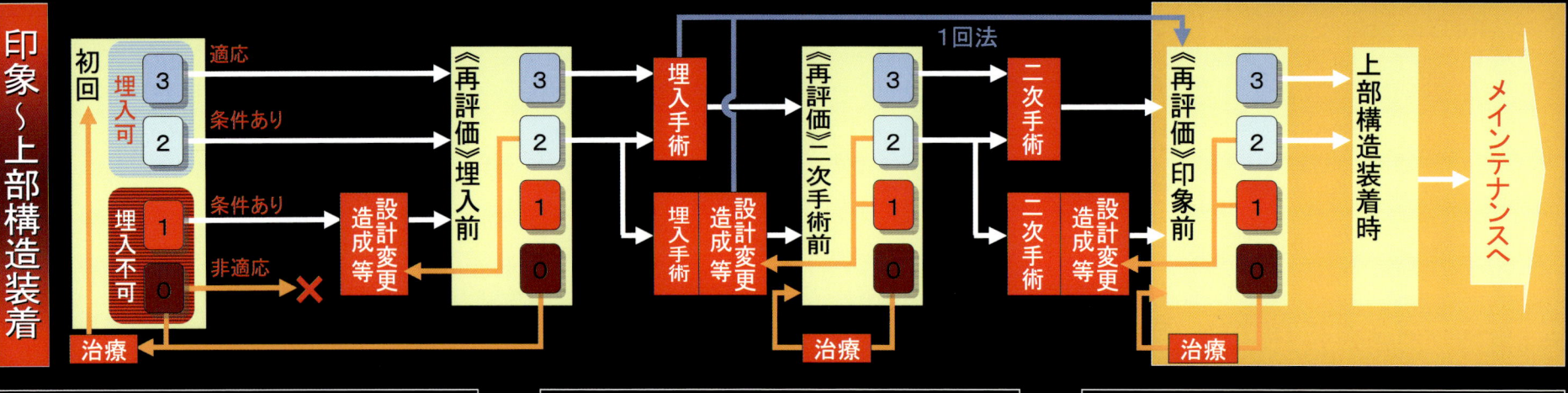

二次手術から計画した治療期間をおいたのち、予定どおりの結果が得られたかどうかを再評価する。

印象前に行う再評価は、歯肉レベルのみの最終確認となる。歯科技工士も交え最終上部構造装着に向けた調整・チェックを行う。ファイナルプロビジョナルレストレーションにより顎位の安定と咬合ガイドを診査し、歯牙の形態、神経・筋機構に影響がないことを確認する。

患者に再評価の結果や予後について利点・欠点を十分説明し、その結果問題点があり、不十分であればフローチャートのオレンジラインに沿って戻ることとなる。

進行基準
すべての項目が診断レベル3もしくは2となっていること、また、計画した最終上部構造の装着に移行できることを確認し、次のステップである印象へ移行する。

【上部構造装着】

印象はインプレッションポストの長さや患者本来の持つ顎堤の大きさに付随するトレーの選択に注意する。

トレーの選択においては、単独歯の場合はクローズドトレーにする。連結の場合はオープントレーを選択する。両者とも正確で確実な印象採得を目的とする。

プラークコントロールをしっかり行ってから最終上部構造を装着する。

最終装着時は咬合調整等を行い仮着とする。

ＣＴ撮影により、最終上部構造の診断を行いメインテナンスに移行する。

ＣＴによる診断結果は、患者説明だけでなくその後のリスク管理やメインテナンスに活用する。

【メインテナンス】

インプラント治療においてメインテナンスは非常に重要である。

歯根膜がないインプラントは患者サイドではその前兆は予測できない。一旦不具合が起こると、その進行は早くインプラント周囲炎に移行し脱落してしまう。

歯肉ばかりでなく骨や咬合状態についても十分なメインテナンスチェックが必要である。

特に、プラークコントロールはインプラントの維持や長期的予後を左右する大きな一因である。

長期的な安定と維持を確実にするためには、最低年2回のオーラルハイジーンチェックは必須であろう。

～8つの診断項目それぞれについて、ひとつずつフローチャートに当てはめ、治療計画を立案する～

オクタゴンケーススタディ

3つのケースを使って実際に診査・診断から治療計画の立案、手術後の再評価、そして最終上部構造装着までをシミュレーションしてみる。一緒に診断できるようライブ感のあるよう工夫してあり、診断の感覚や技術を磨く練習としても使える内容となっている。実際に診断しているような感覚で読み進めてほしい。臨床現場での診断や治療計画は多様にわたっている。これはあくまでも一例である。

ケース1（容易な症例）

右下6番部の根尖に病変があるケースである。術前に抜歯を行い、ソケットプリザベーションした。その後8ヵ月の期間をおいて歯肉の感染の有無・骨の状態をCTで確認してからインプラントを埋入した。インプラント埋入の条件が良く術式は簡易であるので、容易な症例である。このような容易なケースでもサージカルガイドは必須である。基本的な診断をベースとした治療計画の立案や再評価の方法から最終上部構造装着までの一連の流れを習得してほしい。

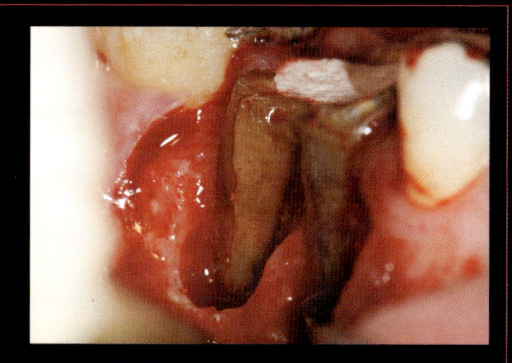

ケース2（困難な症例）

上顎前歯部単独欠損ケースである。右上1番を5ヵ月前に抜歯をされ、来院時にはプロビジョナルレストレーションが装着されていた。3ヵ月の間、初期治療を行い抜歯の8ヵ月後にインプラント埋入計画をはじめた。インプラントを埋入できる骨幅が消失していたために、下顎臼歯部からブロック骨を移植し約7ヵ月間、骨の安定を待ちインプラントを埋入した。埋入時にCTGなどの処置を用いたやや困難な症例である。審美的な回復処置をするうえでの診断や計画、審美領域における5レイヤーテクニックの施術方法を参考にしてほしい。

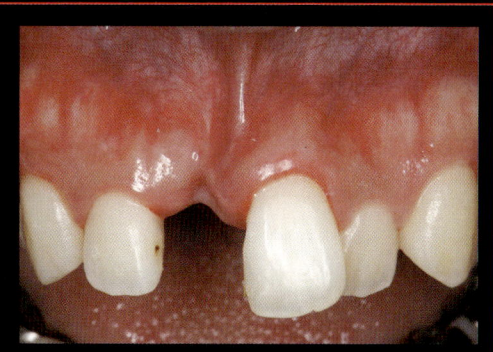

ケース3（複雑な症例）

全顎的で複雑な症例である。インプラントによる全顎修復を希望していたが歯肉が薄く、ブラキシズム、咬合にも問題がある患者である。咬合の安定を最重要項目としてとらえ機能回復後に審美的改善を行った。上顎前歯部は抜歯後即時でインプラントを埋入し同時に骨移植・骨補填材料・メンブレン・結合組織移植の4層術式とした。フローチャートに沿って診断・計画・施術できたことが成功の一因であると考える。客観的な判断ができるCTをベースに確実に再評価する重要性と新しい術式を学んでほしい。また、本症例は前歯部・臼歯部同時に診断・施術しているが、部位ごとに治療計画を立案する場合は、別々に診断を行うものである。

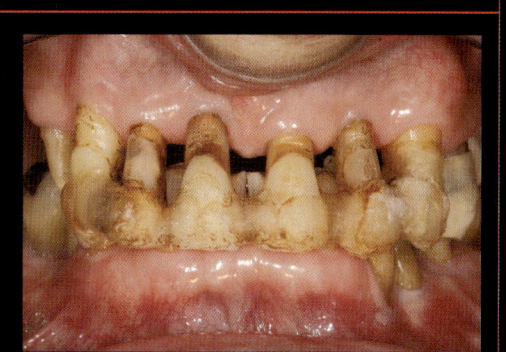

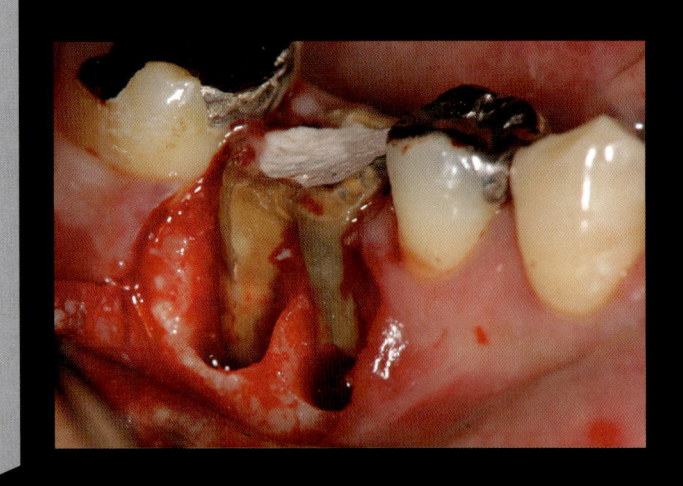

ケース１（容易な症例）：下顎臼歯部欠損

患者は43歳男性。右下6番の腫脹を繰り返し、咬合痛・違和感を訴えた。ＣＴ診断では病変があり、即時埋入は禁忌である。術前にフラップすると歯根破折が見られた。インプラント治療を希望されたため抜歯を行い、ソケットプリザベーションを施術する。約8ヵ月後に再評価し、インプラント埋入のための診査・診断を行う。サージカルガイドを作製しＣＴ撮影、そのデータ解析によりサージカルプランニングチューブを設定し、方向および埋入深度を確認してからインプラントの埋入手術を開始する。

初回診断

①全身疾患
血圧：68〜108
脈拍：80
その他：問題なし

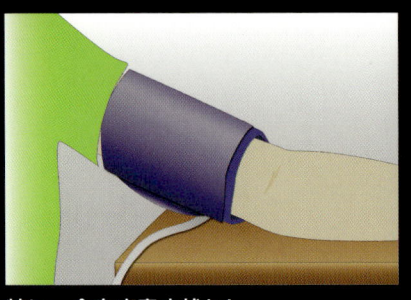

特に、全身疾患症状なし。

診断結果　3　問題なし

②口腔内疾患
歯周病：なし　病変：あり
上顎洞粘膜肥厚：なし
咬合異常：なし
ブラキシズム：なし
開口障害：なし
クリアランス：問題なし
咬合痛・排膿がありフィステルが頬側に頻発する。動揺はなし。

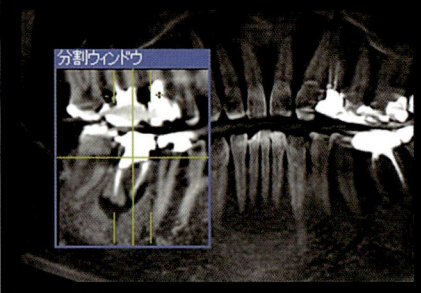

ＣＴ診断では病変は拇指頭大で周囲の骨吸収は拡大している状態。

診断結果　0　不可

③歯肉の厚さ・高さ
歯肉の厚さ：視診、プロービング、触診によりＴＳ（Thin Scallop）と診断。角化歯肉は少なく、抜歯を行うとさらに減少すると診断。
歯肉の高さ：減少

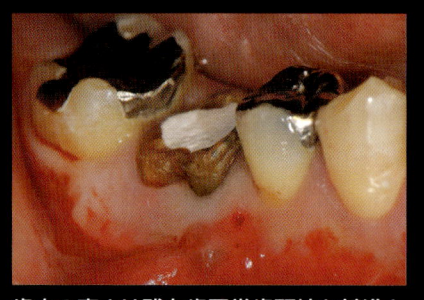

歯肉の高さは残存歯正常歯頸線を基準とすると減少している。

診断結果　2　条件あり

④骨の硬さ
骨質：Class Ⅱ

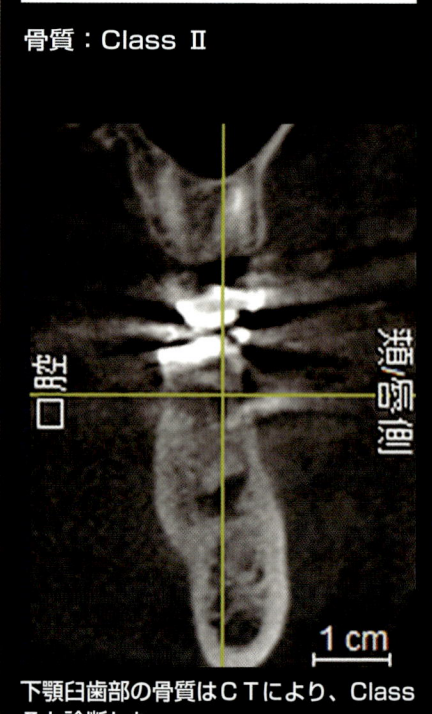

下顎臼歯部の骨質はＣＴにより、Class Ⅱと診断した。

診断結果　3　問題なし

診断項目	全身疾患	口腔内疾患	歯肉 厚さ・高さ	骨 硬さ	骨 高さ	骨 幅	神経・血管	清掃状態
3 問題なし	なし	なし	TF 高さあり	Class Ⅱ/Ⅲ	露出なし（上顎洞）貫通なし	直径＋3mm	距離＞2mm	良好
2 条件あり	コントロールされた疾患	コントロールされた疾患	TS 高さなし	Class Ⅰ/Ⅳ	基底骨≧5mm 既存骨≧5mm	直径以上	―	普通
1 事前手術	―	―	―	―	基底骨＜5mm 既存骨＜5mm	直径未満	距離≦2mm	―
0 不可	禁忌症	禁忌症	―	―	―	―	―	不良

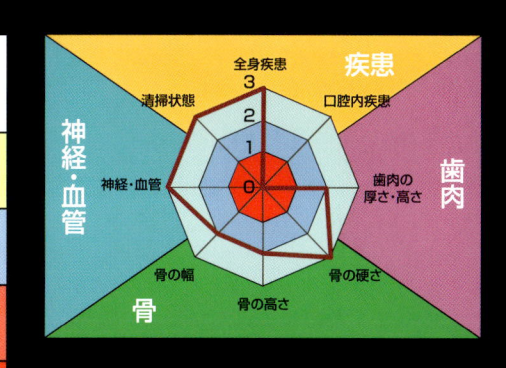

初回診断

⑤骨の高さ

骨の高さ：21mmであり、インプラントを埋入するには十分であるが、抜歯窩となるため診断は2となる。骨の高さのみの診断では抜歯後即時埋入の適応である。

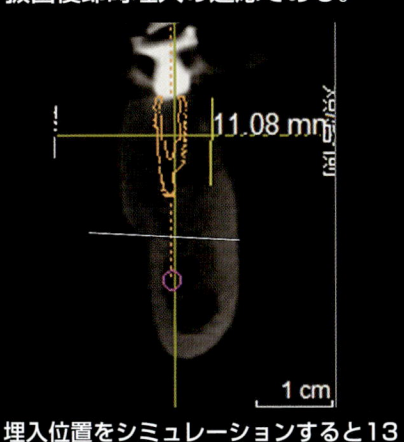

11.08 mm

埋入位置をシミュレーションすると13mmのインプラントに対し、まったく問題はない。

診断結果　2　条件あり

⑥骨の幅

骨の幅：約9mmであり、埋入予定の4.3mmのインプラント径に対し、十分な骨の幅を満たしている。しかし抜歯窩でありインプラント周囲にギャップができる。

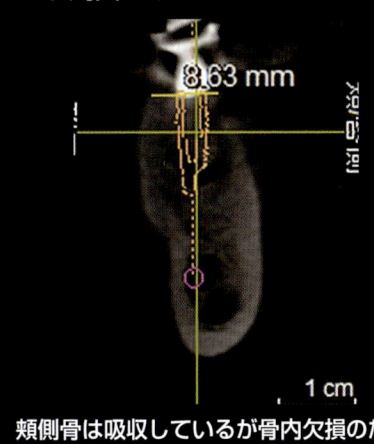

8.63 mm

頬側骨は吸収しているが骨内欠損のため埋入は可能である。

診断結果　2　条件あり

⑦神経・血管

神経までの距離：十分ある。

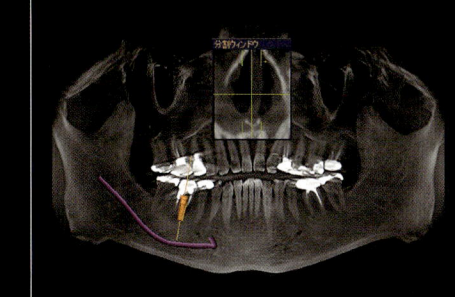

ＣＴ上では下顎管まで約8mmの十分な距離が確保されていることが確認できる。

診断結果　3　問題なし

⑧清掃状態

清掃：セルフブラッシングは良好である。

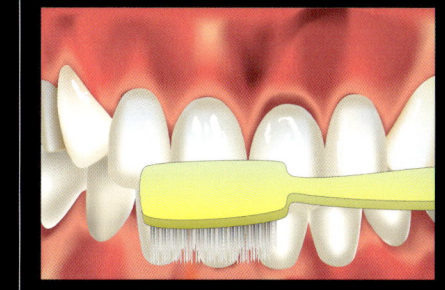

自らの口腔清掃管理が十分できており、ブラッシングも問題なく丁寧に行える。

診断結果　3　問題なし

ケース1（容易な症例）‥下顎臼歯部欠損

ケース2（困難な症例）‥上顎前歯部欠損

ケース3（複雑な症例）‥全顎修復

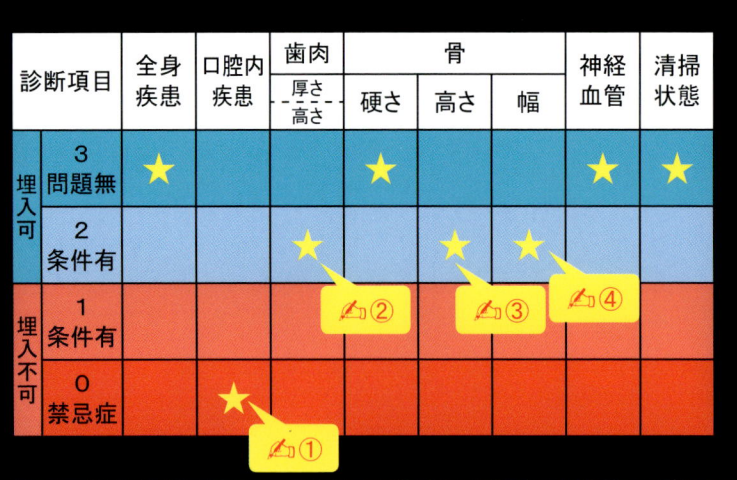

ケース1（容易な症例）..下顎臼歯部欠損
ケース2（困難な症例）..上顎前歯部欠損
ケース3（複雑な症例）..全顎修復

診断項目		全身疾患	口腔内疾患	歯肉 厚さ・高さ	骨 硬さ	骨 高さ	骨 幅	神経血管	清掃状態
埋入可	3 問題無	★			★			★	★
埋入可	2 条件有			★ ✏②		★ ✏③		★ ✏④	
埋入不可	1 条件有								
埋入不可	0 禁忌症		★ ✏①						

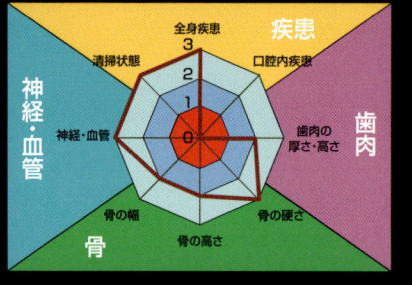

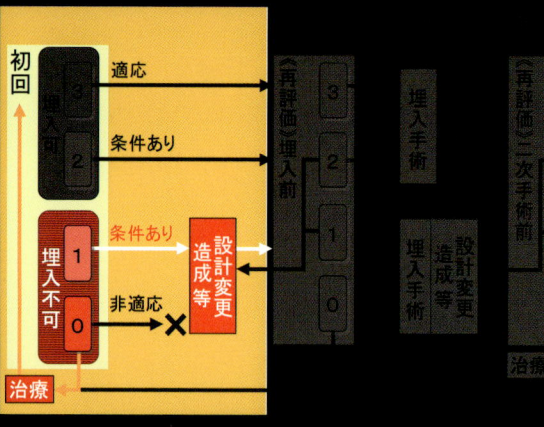

初回診断結果　　レッドゾーン（口腔内疾患）があるため埋入不可である。

診断　✏①②③④

①口腔内疾患は病変があるためインプラントは埋入不可。
③、④骨の高さ、幅共に抜歯を行うとインプラント周囲にギャップができる。

②歯肉の厚さは薄く角化歯肉は消失し、高さは不足している。

治療計画

今回行う治療計画
①病変部歯牙を抜歯する。
③、④抜歯と同時にソケットプリザベーションを行う。

今後の治療計画
②予後の安定やブラッシングによる歯肉退縮を防ぐため遊離歯肉を移植する。

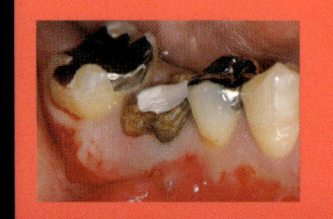

インプラント前処置

フラップを行い周囲骨の病変を除去する。その後抜歯を行い抜歯窩の掻把、周囲組織をレーザー照射し肉芽を蒸散・死滅させる。組織保存のためにコラーゲン混合骨補填材料と吸収性のメンブレンを置き、歯肉上皮で被覆する。十分な治癒期間の後、周囲歯肉の治癒過程の経過観察を行う。

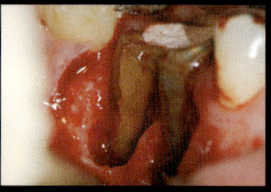

初診時、右下に咬合痛、違和感あり。FCK除去を行うも排膿・腫脹を繰り返す。

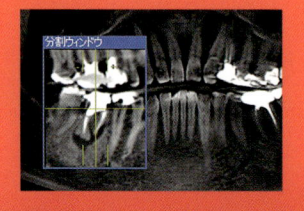

X線診断から病変は拇指頭大であることがわかる。保存不可能なため、抜歯を行って徹底掻把し、ソケットプリザベーションを計画した。

フラップを行い病変を除去すると歯根には破折線が見られた。頬側骨は消失し根尖分岐部にはインプラントの初期固定となる支持骨が存在する。

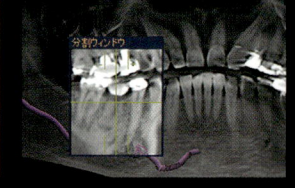

術後のX線、根尖にはコラーゲン製材、骨補填材料が填入されている。

診断項目	全身疾患	口腔内疾患	歯肉 厚さ・高さ	骨 硬さ	骨 高さ	骨 幅	神経血管	清掃状態
3 問題無 埋入可	★			★	★	★	★	★
2 条件有		★①	★②					
1 条件有 埋入不可								
0 禁忌症								

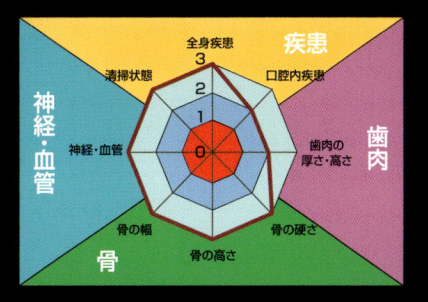

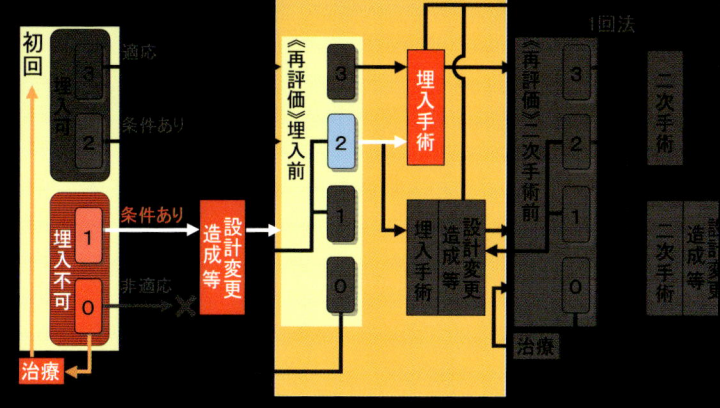

インプラント埋入前再評価

抜歯後掻把し、病変が除去された。ソケットプリザベーションにより骨の高さ、幅共に条件が整い、レッドゾーンが消失したため埋入可能となった。

診断 ①②

①口腔内疾患は病変が除去されたため埋入可となるが、経過観察のため条件ありとする。

②歯肉の厚さは薄く角化歯肉は消失し、高さは不足している。

治療計画

今回行う治療計画
①φ4.3×13mmのインプラントを埋入する。

今後の治療計画
②インプラント埋入後の治癒過程を確認してから遊離歯肉を移植する。

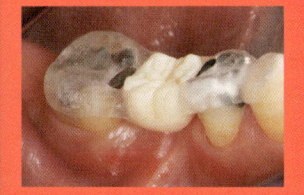

造影性のあるレジンでサージカルガイドを作製しCT撮影。

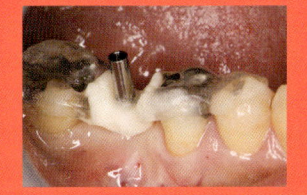

位置、方向の確認後にプランニングチューブをセットしCT撮影後再診断。

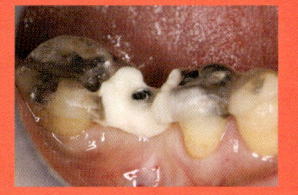

プランニングチューブ上部を外してドリリングのチェック。

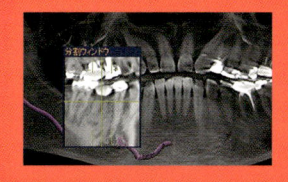

8ヵ月後のCT診断では問題のないことが確認できた。

インプラント埋入手術

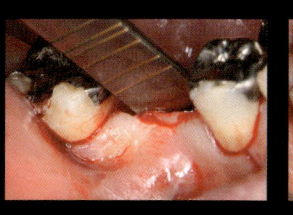

歯槽頂切開後、チゼルで頬舌的に押し広げることにより安全に剥離できる。

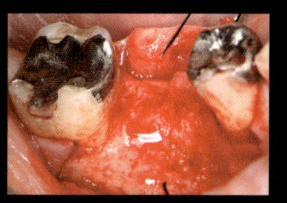

明視野確保のために十分な剥離を行い、縫合糸で頬舌的にテンションをかける。

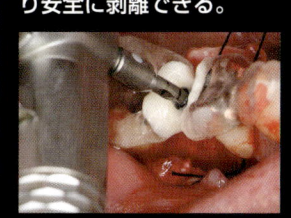

大臼歯部にガイドを入れ、ドリリングする。その時開口量に十分注意する。

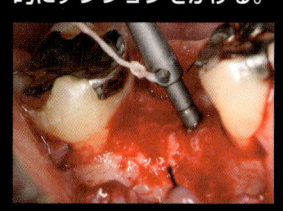

方向、深さ、位置をデプスゲージでチェックし、ドリリングの指標とする。

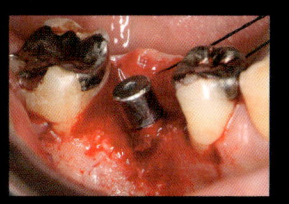

初期固定が良好のため1回法とし、ジンジバルフォーマーをセットする。

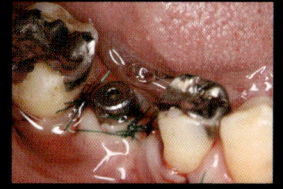

インプラント周囲に単純縫合を行う。

ケース1（容易な症例）：下顎臼歯部欠損
ケース2（困難な症例）：上顎前歯部欠損
ケース3（複雑な症例）：全顎修復

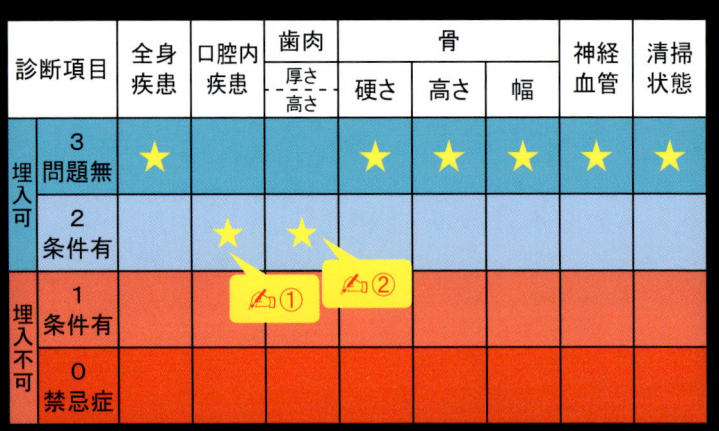

ケース1（容易な症例）：下顎臼歯部欠損
ケース2（困難な症例）：上顎前歯部欠損
ケース3（複雑な症例）：全顎修復

診断項目		全身疾患	口腔内疾患	歯肉		骨			神経血管	清掃状態
				厚さ・高さ	硬さ	高さ	幅			
埋入可	3 問題無	★	★		★	★	★		★	★
	2 条件有			★①	★②					
埋入不可	1 条件有									
	0 禁忌症									

歯肉移植後再評価→

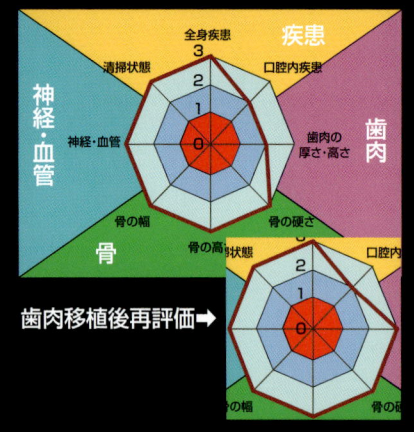

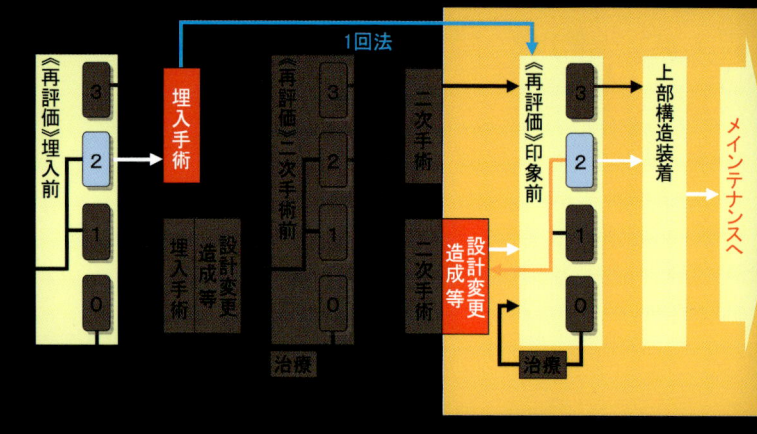

印象前再評価
十分な初期固定があり1回法となったため印象前に再評価する。

診断 ①②

②歯肉の厚さは薄く角化歯肉は消失し、高さは不足している。

①病変は除去されたが、要観察歯である。

治療計画

今回行う治療計画
②角化歯肉を獲得するため、遊離歯肉移植を行う。

今後の治療計画
①経過観察とする。

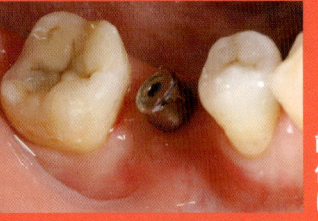

歯肉の厚さは不足し、角化歯肉がない状態。予後に問題が残る。

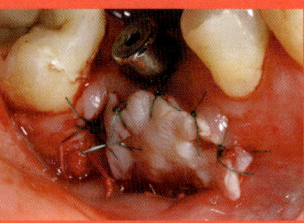

遊離歯肉移植を行う。術後は圧迫固定し血液供給を確保する。

再診断（歯肉移植より8週間後、印象前再評価を行う）

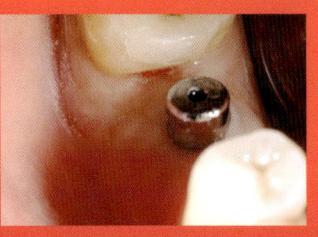

頬側には十分な角化歯肉が確保でき、診断結果3となった。その他の診断項目についても問題なかった。

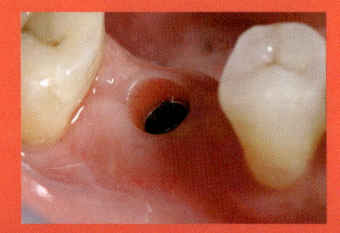

印象前には周囲歯肉に炎症のないことを条件とする。

印象〜上部構造装着〜メインテナンス

基本的にインプラント上部構造の装着は仮着とし、メインテナンスに対応できるようにする。

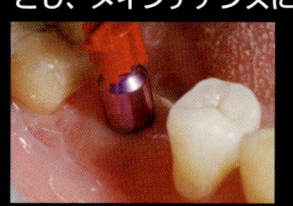

印象ポスト装着。 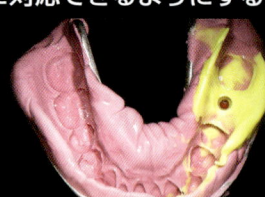　既製トレー。

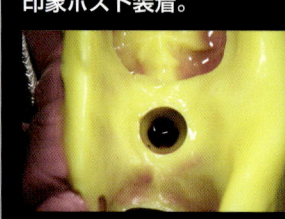

クローズド印象。 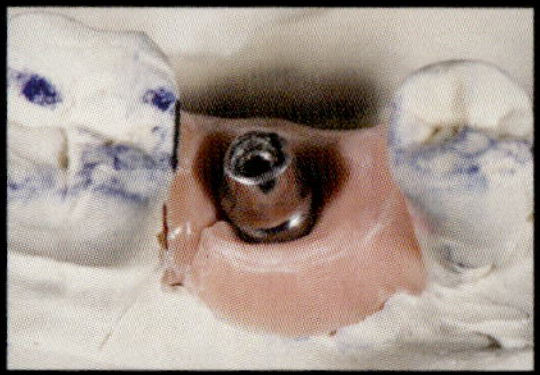　粘膜面の形態修正。

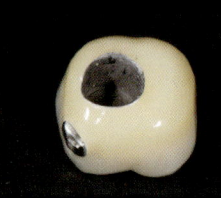

ノブを遠心頬側に設置。 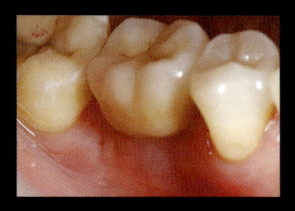　最終上部構造装着。

初診時	インプラント埋入時	メインテナンス時
根尖病変があり抜歯予定となる。	プランニングチューブをつけCT撮影する。	サブジンジバルカントゥアの炎症のない状態。
口腔内疾患がレッドゾーンのため埋入不可である。	ブルーゾーンとなり埋入可能。	Riskogramにより今後の要注意場所がわかる。
剥離後破折線が見られた。	初期固定が得られたため1回法とした。	約2年後のメインテナンス時。

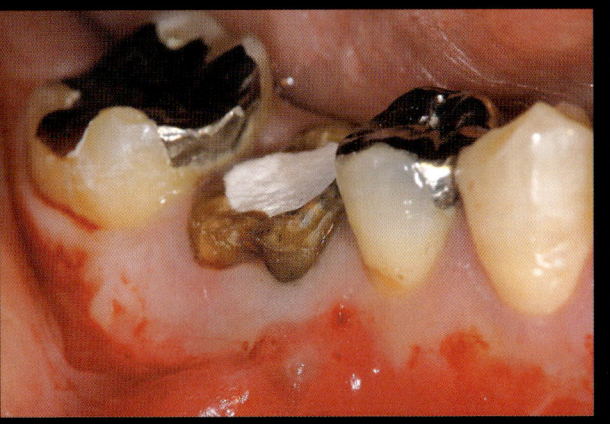

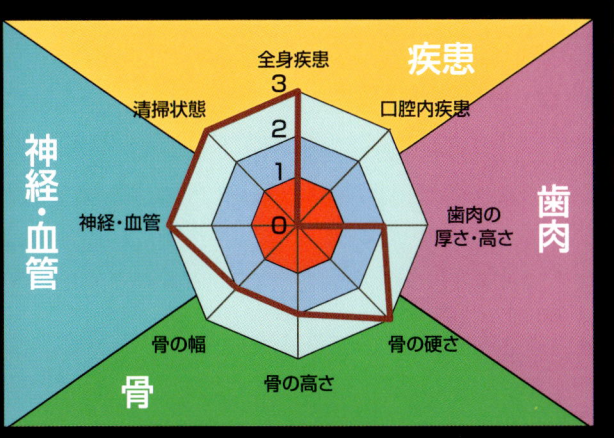

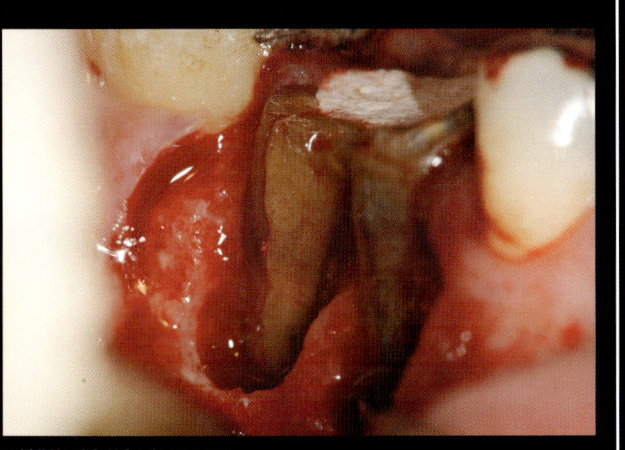

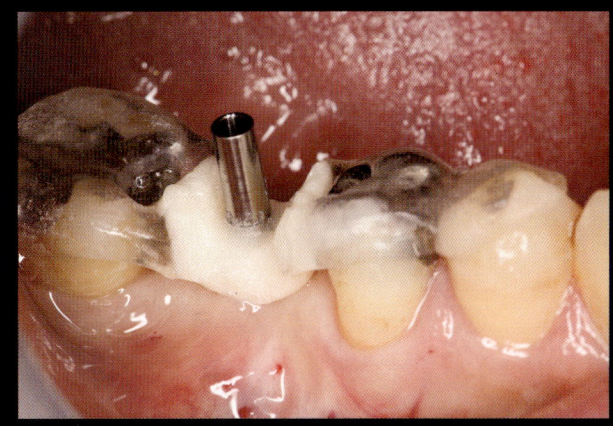

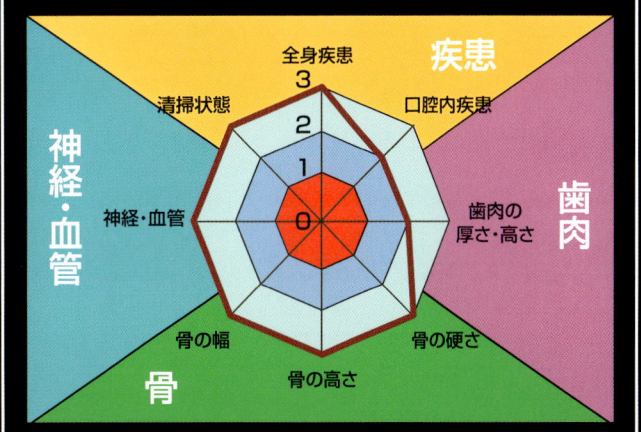

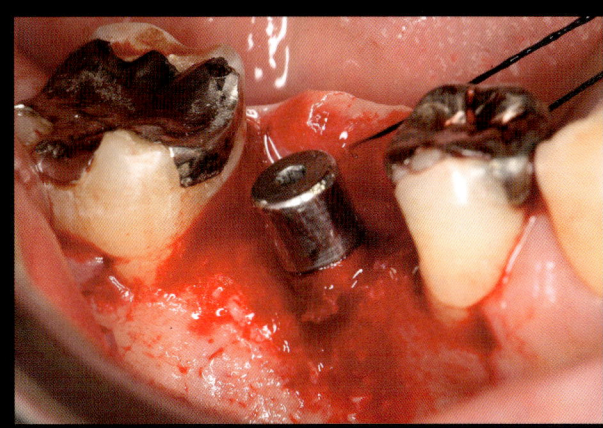

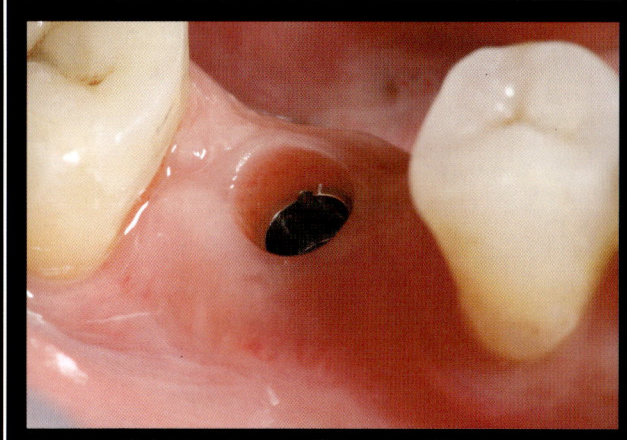

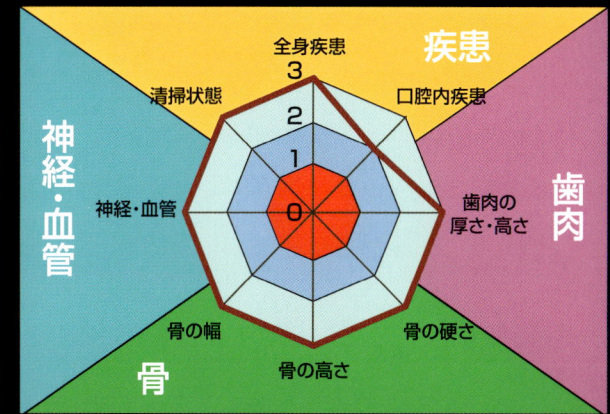

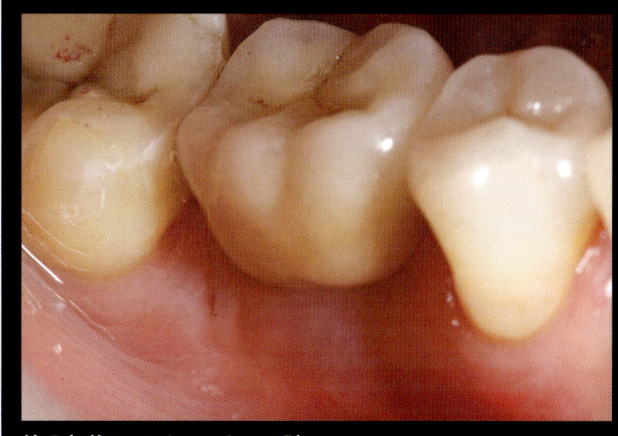

ケース1（容易な症例）：下顎臼歯部欠損

ケース2（困難な症例）：上顎前歯部欠損

ケース3（複雑な症例）：全顎修復

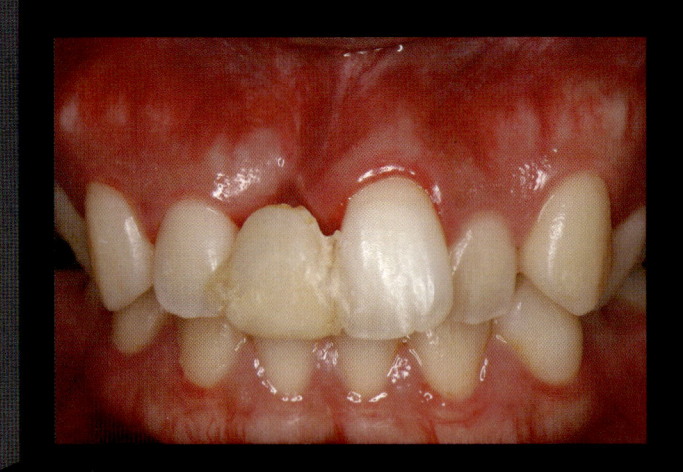

ケース2（困難な症例）：上顎前歯部欠損

患者は28歳女性。上顎前歯部にインプラントを希望して来院。約5ヵ月前に右上1番を抜歯され、テンポラリークラウンのまま現在に至る。左上1番は捻転していた。問診によると欠損部位である右上1番についても捻転していたとのこと。抜歯の理由は打撲による根破折であった。両隣在歯は天然歯であり視診では骨の幅・高さ共に吸収していた。歯肉の状態は薄く、清掃状態については何ら問題なく治療に対しても協力的であった。患者の希望としてはインプラント埋入部位である右上は以前と同様、自然観をもたせたいためにやや捻転させてほしいとのこと。

初回診断

①全身疾患
血圧：67〜102
脈拍：66
その他：問題なし

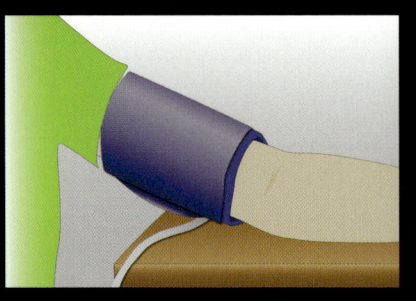

特に、全身疾患症状なし。

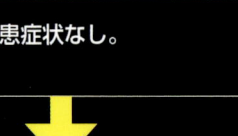

診断結果　3　問題なし

②口腔内疾患
歯周病：なし
病変：なし
上顎洞粘膜肥厚：なし
咬合異常：なし
ブラキシズム：なし
開口障害：なし
クリアランス：問題なし

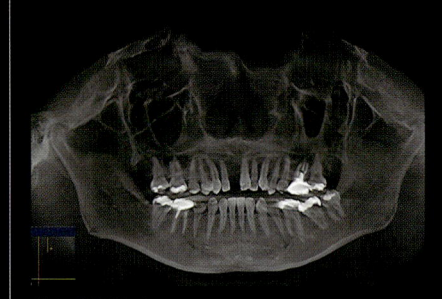

特に問題なし。

診断結果　3　問題なし

③歯肉の厚さ・高さ
歯肉の厚さ：視診、プロービング、触診によりTS（Thin Scallop）と診断。
歯肉の高さ：なし

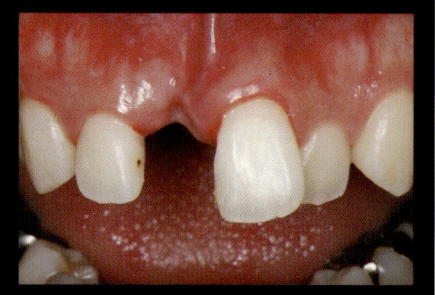

歯肉が歯頸線を結んだ線よりも上方にあったため、高さなしと診断した。

診断結果　2　条件あり

④骨の硬さ
骨質：Class Ⅲ

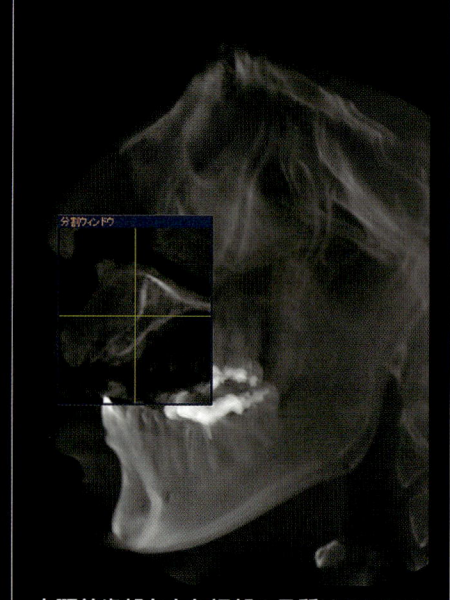

上顎前歯部右上欠損部の骨質はCTによりClass Ⅲと診断した。

診断結果　3　問題なし

診断項目	全身疾患	口腔内疾患	歯肉 厚さ・高さ	骨 硬さ	骨 高さ	骨 幅	神経・血管	清掃状態
3 問題なし	なし	なし	TF 高さあり	Class Ⅱ/Ⅲ	露出なし (上顎洞)貫通なし	直径+3mm	距離＞2mm	良好
2 条件あり	コントロールされた疾患	コントロールされた疾患	TS 高さなし	Class Ⅰ/Ⅳ	基底骨≧5mm 既存骨≧5mm	直径以上	─	普通
1 事前手術	─	─	─	─	基底骨＜5mm 既存骨＜5mm	直径未満	距離≦2mm	─
0 不可	禁忌症	禁忌症	─	─	─	─	─	不良

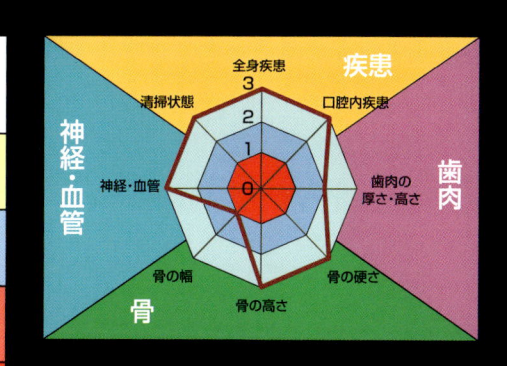

初回診断

⑤骨の高さ
骨の高さ：インプラントシミュレーションにより13mmのインプラントが十分に埋入可能。

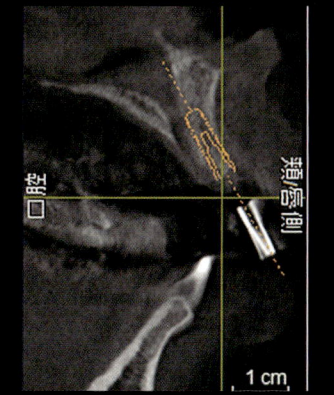

高さにおいてはインプラントの露出なし。

診断結果 3 問題なし

⑥骨の幅
骨の幅：埋入予定のインプラントの直径3.8mmに対し、ＣＴによる骨の幅の計測値は3.4mmであった。シミュレーションすると、最終補綴物を捻転歯にして理想的な位置に埋入するためにはさらに唇側寄りになる。

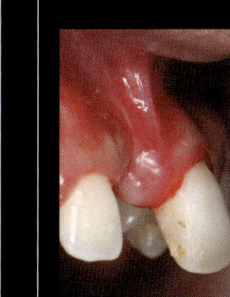

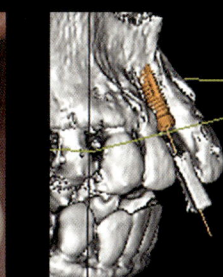

インプラントの埋入非適応であり、必須条件を満たしていないために骨造成の事前手術が必要となる。

診断結果 1 事前手術

⑦神経・血管
神経までの距離：上顎前歯口蓋側には切歯孔が存在する。切歯孔には神経、血管があるが、終末神経枝より麻痺などの障害はなく、インプラント埋入には問題とならない。

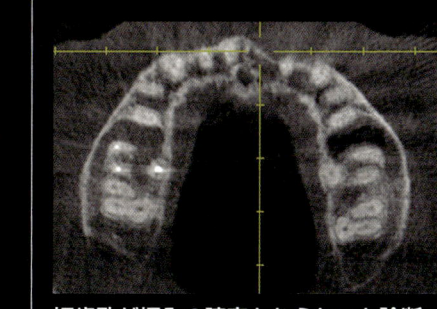

切歯孔が埋入の障害とならないと診断。

診断結果 3 問題なし

⑧清掃状態
清掃：セルフブラッシングは良好である。

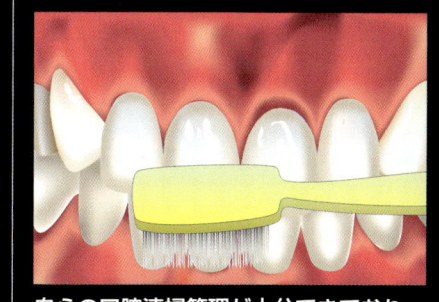

自らの口腔清掃管理が十分できており、ブラッシングも問題なく丁寧に行える。

診断結果 3 問題なし

ケース1（容易な症例）：下顎臼歯部欠損
ケース2（困難な症例）：上顎前歯部欠損
ケース3（複雑な症例）：全顎修復

ケース1（容易な症例）：下顎臼歯部欠損

診断項目	全身疾患	口腔内疾患	歯肉 厚さ・高さ	骨 硬さ	骨 高さ	骨 幅	神経血管	清掃状態
埋入可 3 問題無	★	★	★	★	★		★	★
埋入可 2 条件有			★①					
埋入不可 1 条件有						★②		
埋入不可 0 禁忌症								

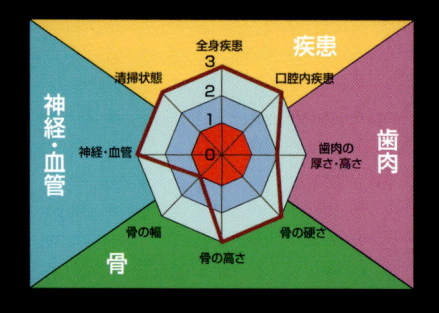

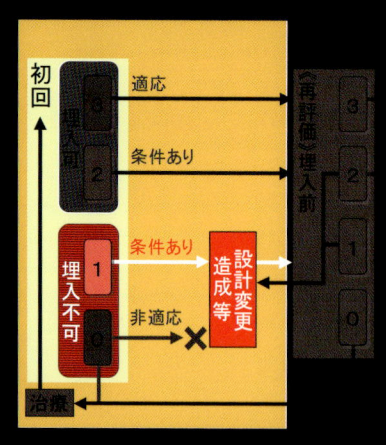

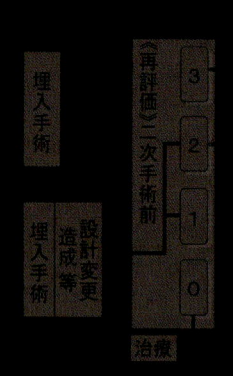

初回診断結果
骨の幅がレッドゾーンであり埋入不可（その改善が第一選択）。

ケース2（困難な症例）：上顎前歯部欠損

診断 ①②
①歯肉の厚さ・高さともに不足している。
②骨の幅がないためインプラント埋入不可である。

治療計画
今回行う治療計画
①②CTGとGBRを同時に行い歯肉、骨の幅にボリュームをつける。

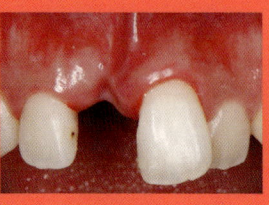

初診時、正面から診断すると歯肉は薄く、骨の高さも不足している状態。

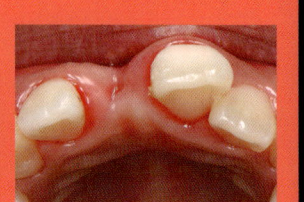

初診時、咬合面から診断すると歯肉は薄く、骨の幅も不足している状態。

インプラント前処置
骨の幅を十分確保した後にインプラントを埋入する（ステージドアプローチ）。

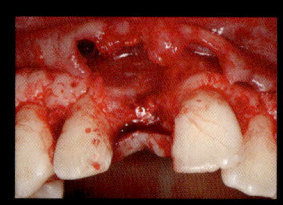

フラップ時。

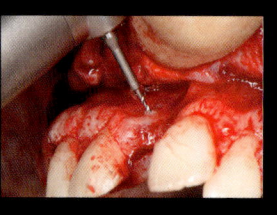

皮質骨を穿孔して血流を確保する。

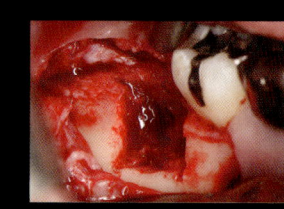

レイマスからのブロック骨を採取。

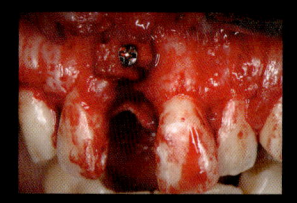

ブロック骨移植を行い、周囲の角をトリミングしてスクリューピンで固定した。

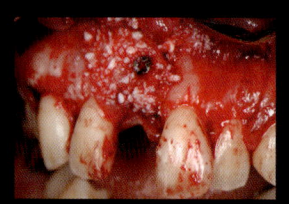

ブロック骨周囲には自家骨粉砕骨による整形を行う。

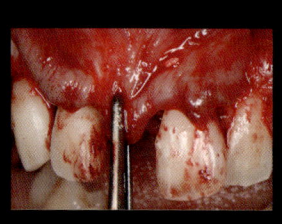

十分な減張切開を行いテンションフリーの確認をする。

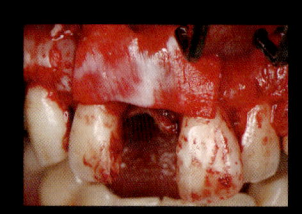

自家骨粉砕骨、骨補填材料の上に吸収性メンブレンを置く。

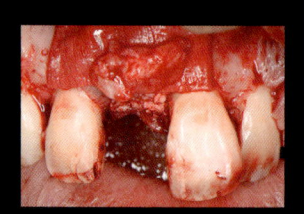

ブロック骨、自家骨粉砕骨、骨補填材料、吸収性メンブレン、そしてその上に結合組織を置き、5レイヤーテクニックとした。

ケース3（複雑な症例）：全顎修復

診断項目	全身疾患	口腔内疾患	歯肉 厚さ・高さ	骨 硬さ	骨 高さ	骨 幅	神経血管	清掃状態
3 問題無 埋入可	★	★		★	★	★	★	★
2 条件有 埋入可			★ ①					
1 条件有 埋入不可								
0 禁忌症								

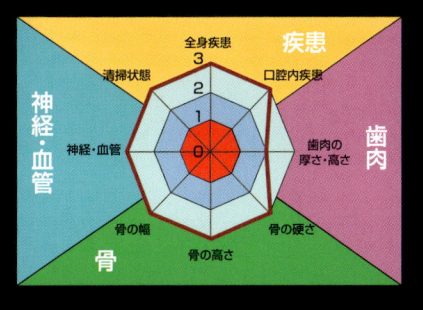

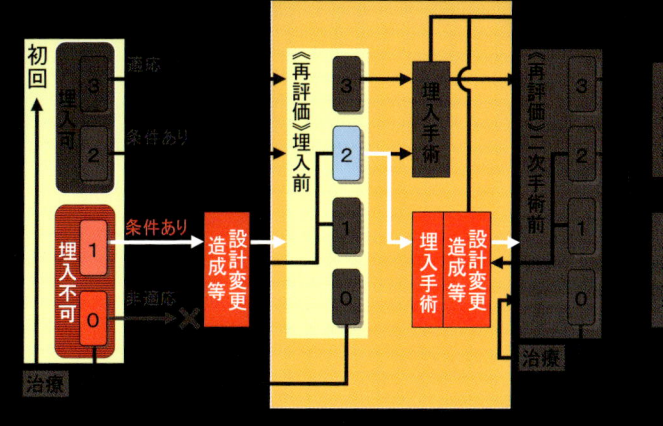

インプラント埋入前再評価

骨の幅については条件が整い埋入可能となった。歯肉の厚さ・高さは十分な確保を目指したが、不十分であった。

診断 ①

①歯肉の厚さ・高さともに不十分である。

治療計画

今回行う治療計画
①埋入と同時に有茎弁による結合組織移植を行う。

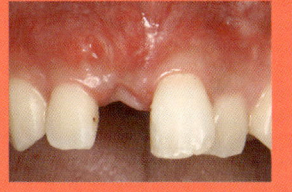

正面から診断すると、歯肉の厚さ、高さともに不足している。

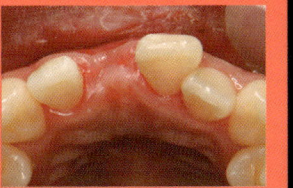

咬合面から診断すると、歯肉の厚さは不足している。

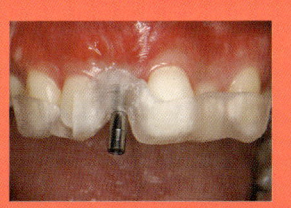

プランニングチューブでのシミュレーションを行う。

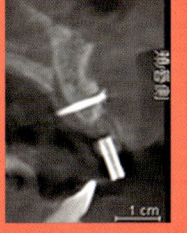

ブロック骨移植により埋入できる骨幅が確保された。

インプラント埋入手術

ブロック骨移植から8ヵ月後、インプラント埋入手術と同時にCTGを行う。

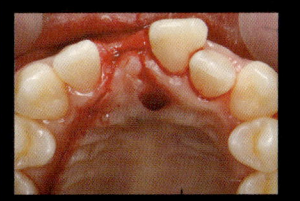

歯肉の厚さ・高さ共に不足しているため、造成手術を行う。

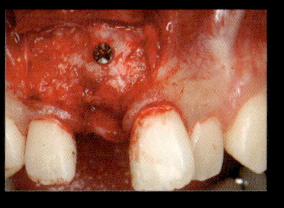

剥離後のブロック骨移植の状態。

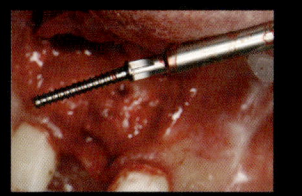

インプラント埋入時にスクリューを除去する。

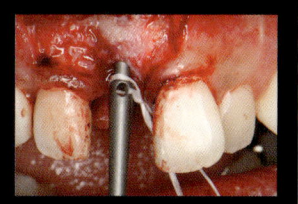

ドリリング後デプスゲージで位置・方向・深さの確認をする。

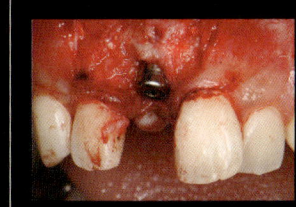

インプラント埋入時。

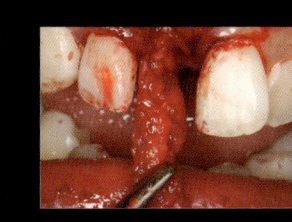

有茎弁移植時。

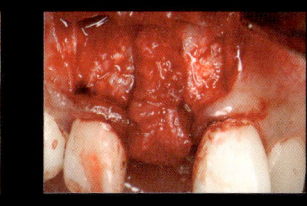

口蓋側から回転させた唇側有茎弁移植術は、高さ・幅共に確保できる術式である。

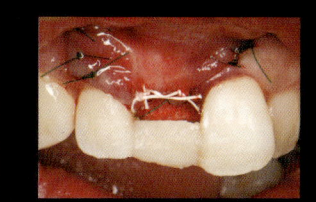

唇側歯頸部は角化歯肉を保存した切開線とする。

ケース1（容易な症例）：下顎臼歯部欠損

ケース2（困難な症例）：上顎前歯部欠損

ケース3（複雑な症例）：全顎修復

43

ケース1（容易な症例）：下顎臼歯部欠損

診断項目	全身疾患	口腔内疾患	歯肉 厚さ・高さ	骨 硬さ	骨 高さ	骨 幅	神経血管	清掃状態
埋入可 3 問題無	★	★	★	★	★	★	★	★
埋入可 2 条件有								
埋入不可 1 条件有								
埋入不可 0 禁忌症								

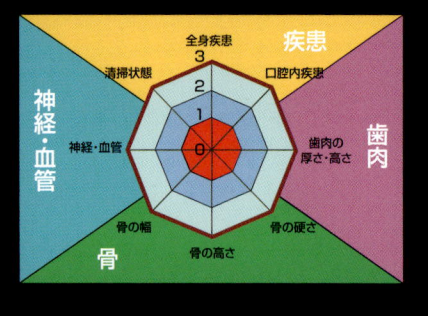

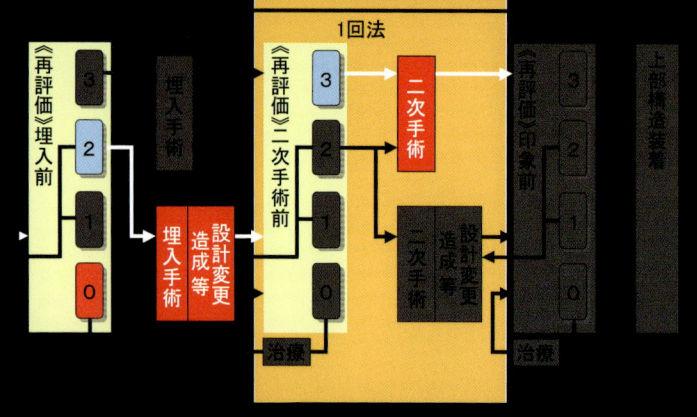

二次手術前再評価
歯肉の厚さ・高さ共に回復でき、すべての条件が問題なしとなる（オール3の理想的な状態）。

ケース2（困難な症例）：上顎前歯部欠損

診断
すべての項目について問題なし。

治療計画
今回行う治療計画：口蓋側から最小限の切開で二次手術を行う。

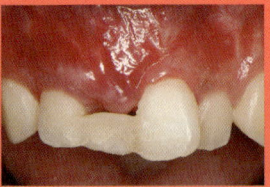

正面から診断すると、歯肉の高さが十分確保できているのがわかる。

咬合面から診断すると、歯肉の厚さが十分確保できているのがわかる。

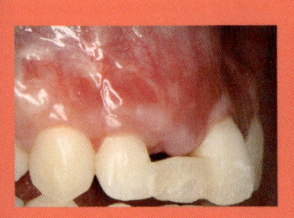

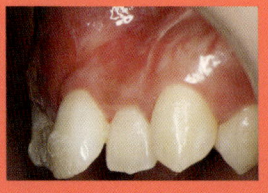

側方面から診断すると、歯肉の高さは十分確保できているのがわかる。

二次手術
二次手術と同時に印象採得を行い、長期的なプロビジョナルレストレーションで歯肉の治癒を待つ。

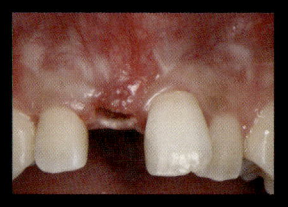

十分な歯肉の厚さ・高さが確保されていたため二次手術時に口蓋側からCO_2レーザーで切開線を入れた。

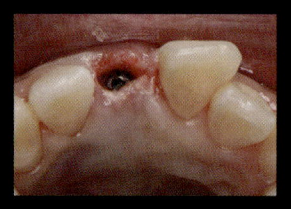

同咬合面。

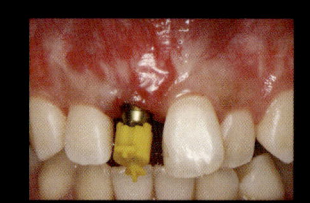

即時に印象採得する。

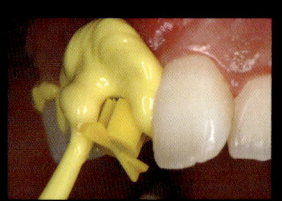

プロビジョナルレストレーションのための印象採得を行う。

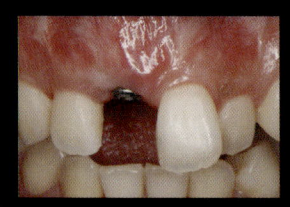

ジンジバルフォーマーをセットする。

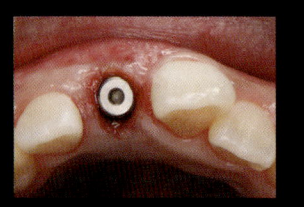

同咬合面。

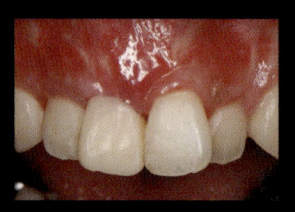

即時プロビジョナルレストレーションを装着する。

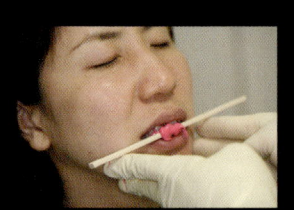

ホリゾンタルバーで正中を決定する。

ケース3（複雑な症例）：全顎修復

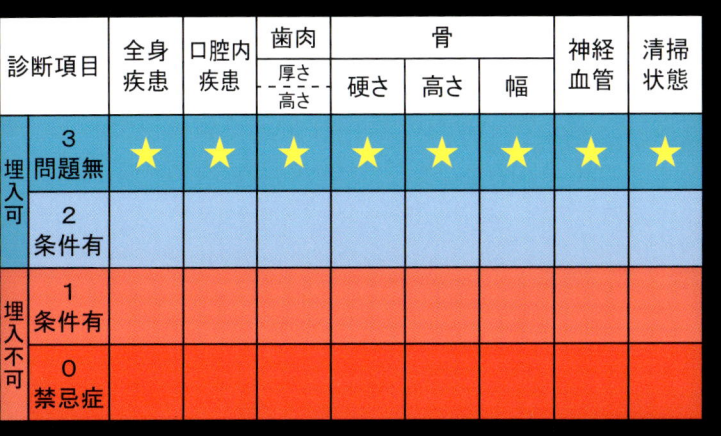

診断項目	全身疾患	口腔内疾患	歯肉 厚さ・高さ	骨 硬さ	骨 高さ	骨 幅	神経血管	清掃状態
3 問題無 / 埋入可	★	★	★	★	★	★	★	★
2 条件有								
1 条件有 / 埋入不可								
0 禁忌症								

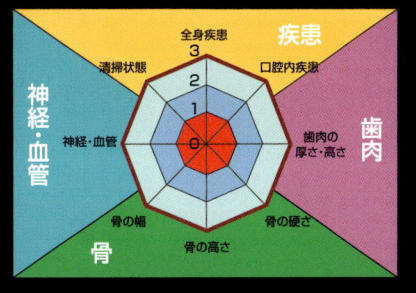

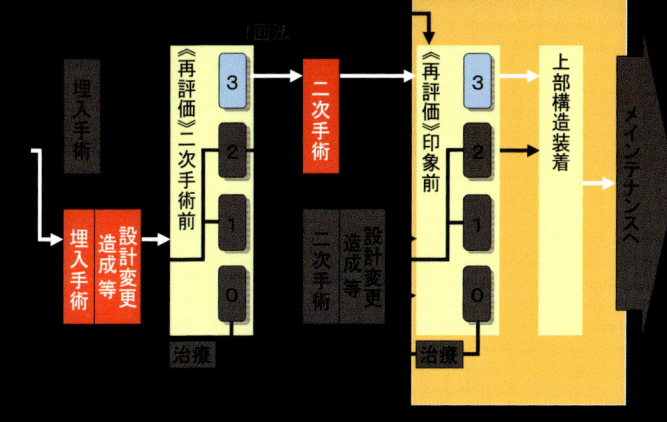

印象前再評価

二次手術から3ヵ月後、唇側歯肉の退縮もなく歯頸線も同等であり最終印象へと移行する。

診断
すべての項目について問題なし。

治療計画
プロビジョナルレストレーションで形成された歯肉形態を反映させるためにカスタムインプレッションコーピングとする。

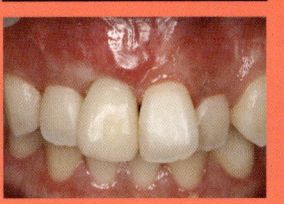

唇側歯肉の退縮もなく歯頸線も同等である。

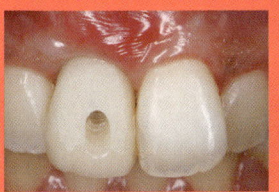

プロビジョナルはスクリュー固定とする。

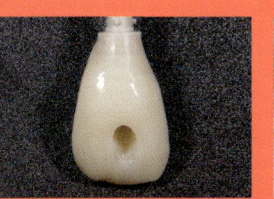

カスタム化されたサブジンジバルカントゥア。

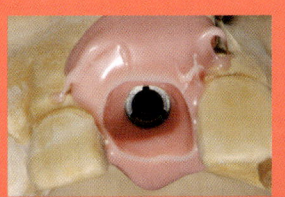

模型上で再現された状態

装着

審美ゾーンであるため、ジルコニアアバットメントとセラミッククラウンで対応した。

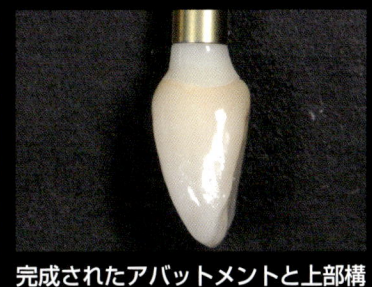

完成されたアバットメントと上部構造。左側方面。

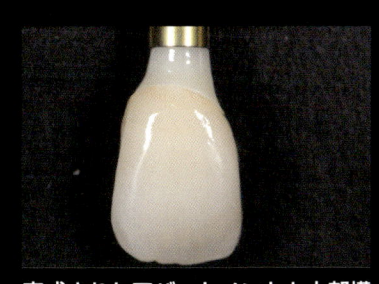

完成されたアバットメントと上部構造。正面。

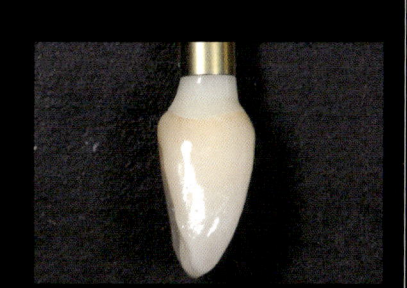

完成されたアバットメントと上部構造。右側方面。

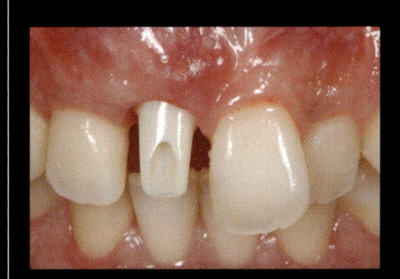

ジルコニアアバットメント。正面。

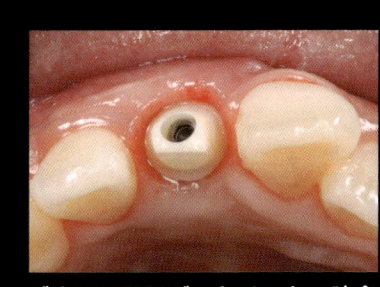

ジルコニアアバットメント。咬合面。

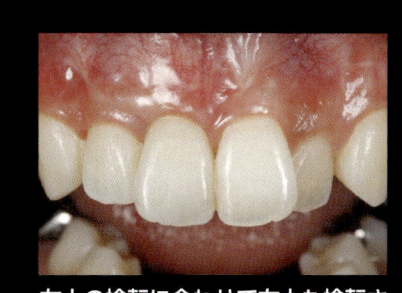

左上の捻転に合わせて右上も捻転させたインプラント補綴とした。

ケース1（容易な症例）：下顎臼歯部欠損

ケース2（困難な症例）：上顎前歯部欠損

ケース3（複雑な症例）：全顎修復

45

ケース1 (容易な症例)‥下顎臼歯部欠損
ケース2 (困難な症例)‥上顎前歯部欠損
ケース3 (複雑な症例)‥全顎修復

診断項目		全身疾患	口腔内疾患	歯肉 厚さ・高さ	骨 硬さ	骨 高さ	骨 幅	神経血管	清掃状態
埋入可	3 問題無	★	★	★	★	★	★	★	★
	2 条件有								
埋入不可	1 条件有								
	0 禁忌症								

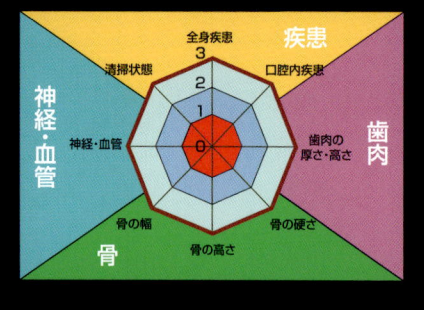

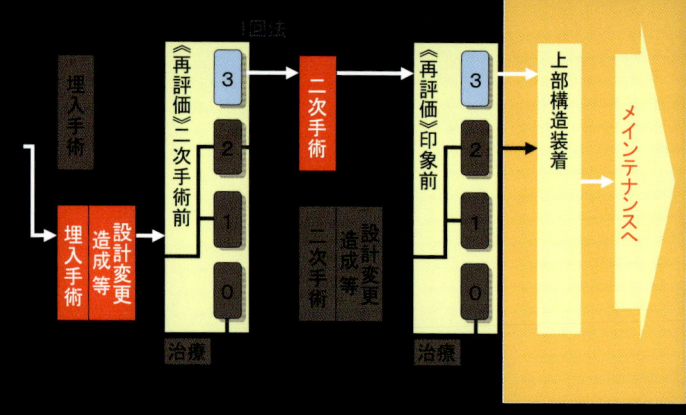

上部構造装着～メインテナンス

審美的に問題なく患者も満足している。今後はメインテナンスにより、この状態を維持していくことが目標となる。

上部構造装着時 / **メインテナンスは4ヵ月に1回の割合で行う** / **4ヵ月後**

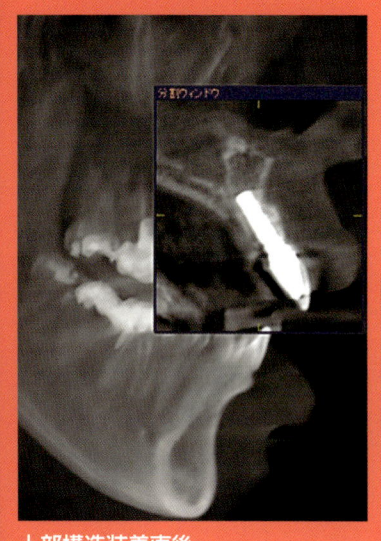

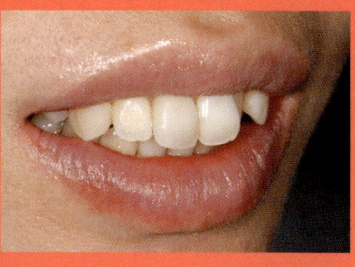

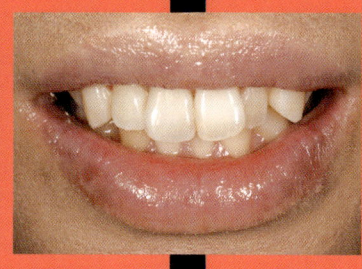

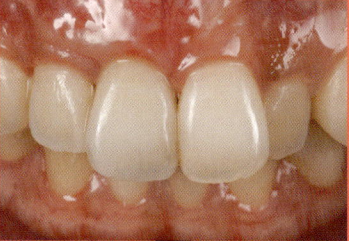

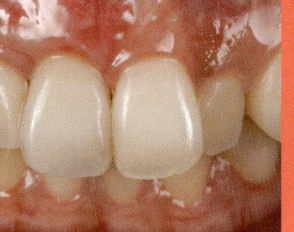

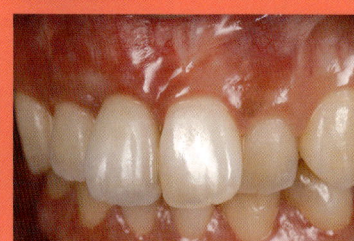

上部構造装着直後。　右側方面。　正面。　左側方面。　メインテナンス後。

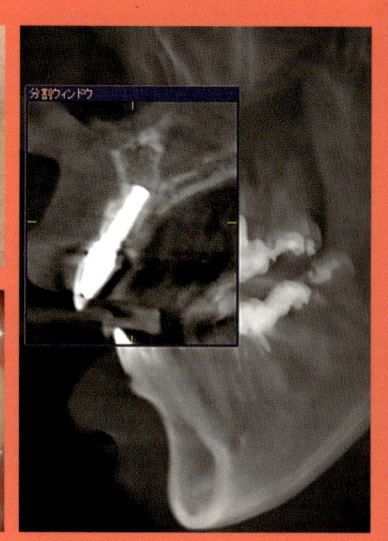

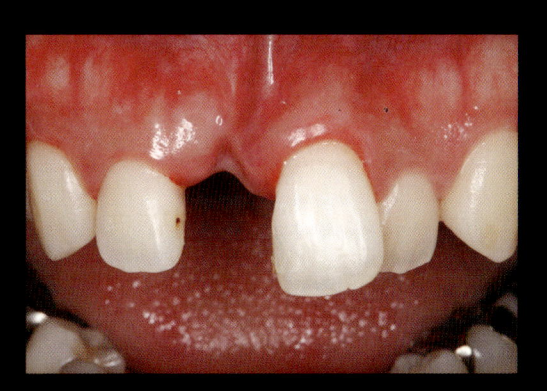

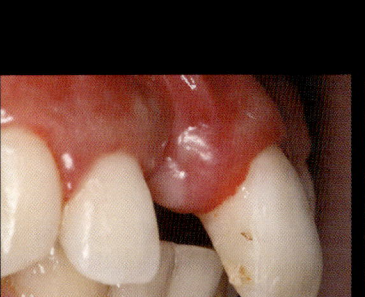

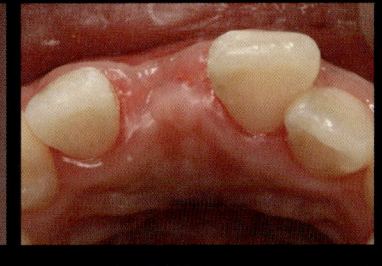

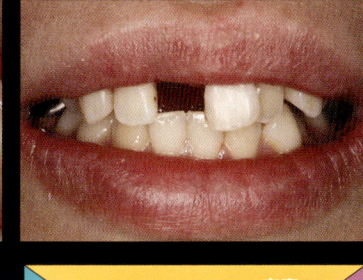

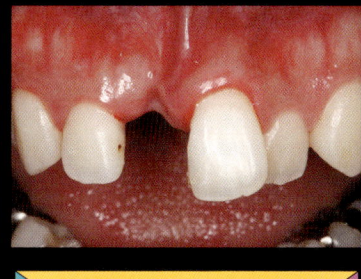

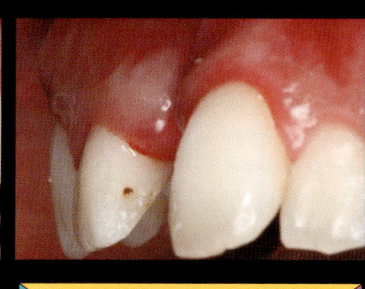

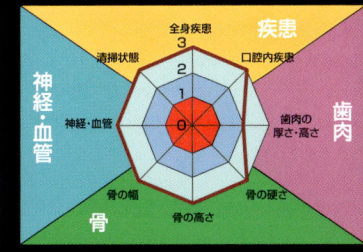

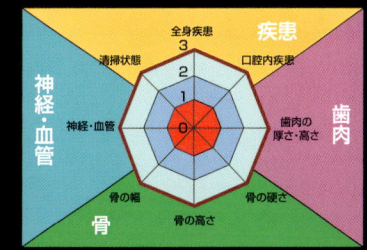

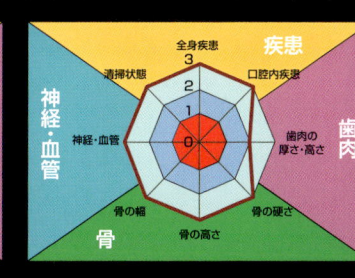

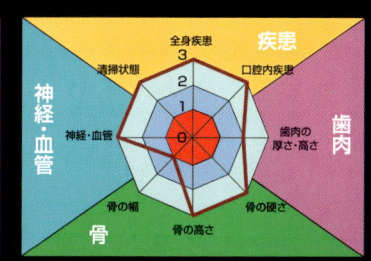

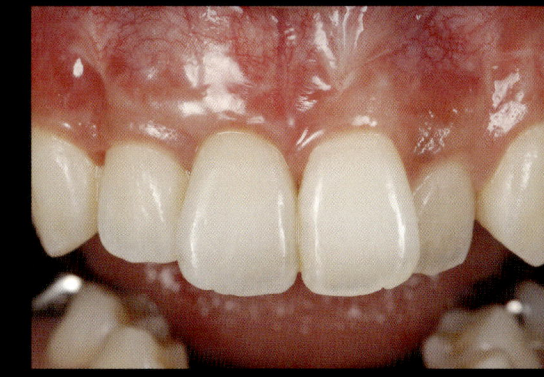

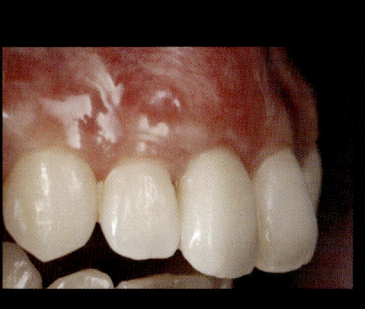

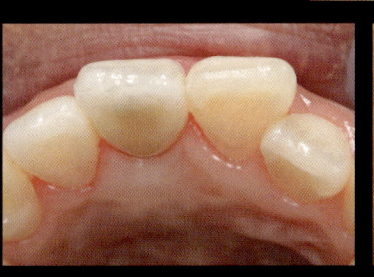

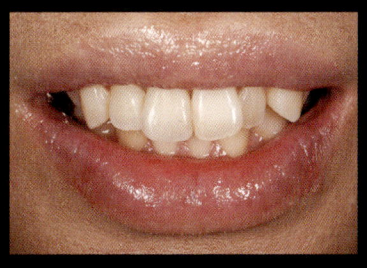

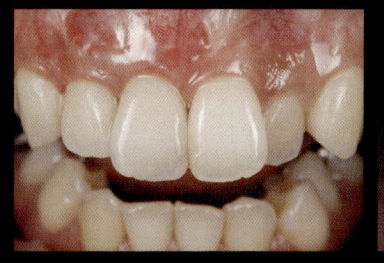

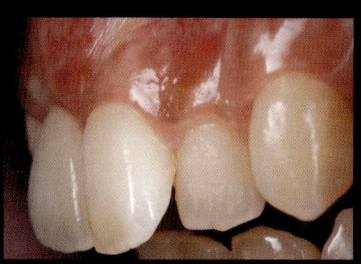

ケース1（容易な症例）：下顎臼歯部欠損

ケース2（困難な症例）：上顎前歯部欠損

ケース3（複雑な症例）：全顎修復

47

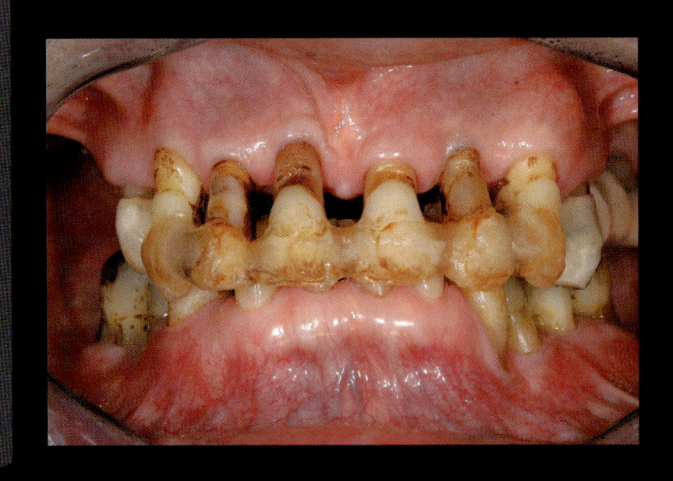

ケース3（複雑な症例）：全顎修復

患者は43歳男性。全顎的な治療を希望して来院。約10年前にストレスからくるクレンチングが始まり、全顎的に歯周病が進行していた。現状維持のためにスーパーボンドで暫間固定されており、何度となく再固定を行っている。咬合は低位ではあるものの、本人は違和感なく顎関節に関しても問題は起きていない状態。臼歯部欠損や咬合が低位しているため、上顎前歯部はフレアアウトしている。視診では上顎前歯部は骨・歯肉共に薄い。下顎はすべて天然歯であり、歯根は露出するも臼歯部においてはさほど動揺もなく安定している。清掃状況については良好である。長期的な治療期間とさまざまな治療オプションに関してもすべて同意され、協力的であった。

初回診断

①全身疾患
血圧：75〜122
脈拍：72
その他：問題なし

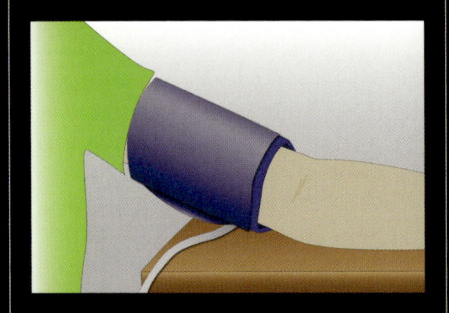

特に、全身疾患症状なし。

診断結果　3　問題なし

②口腔内疾患
歯周病：コントロールされた状態
病変：なし
上顎洞粘膜肥厚：あり
咬合異常：あり
ブラキシズム：あり
開口障害：なし
クリアランス：問題あり
歯周病は現在安定しているも要注意。右側上顎洞粘膜肥厚は小範囲に存在するが手術上問題なし。

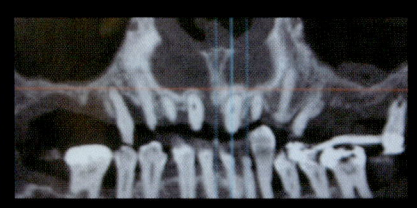

ブラキシズムによる咬合異常があり、上下の顎間のクリアランスもない状態。

診断結果　0　不可

③歯肉の厚さ・高さ
歯肉の厚さ：視診・プローブによる唇側歯肉触診によりTS（Thin Scallop）と診断。
歯肉の高さ：残存歯正常歯頚線を基準とすると、すべての歯牙で高さが不足している。臼歯部においては機能重視のため現状維持とする。

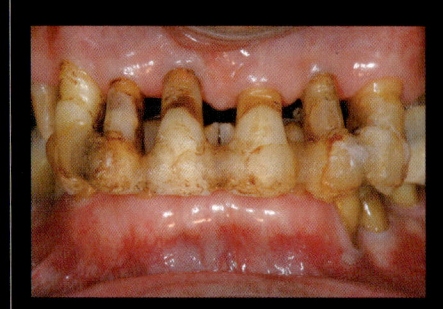

TS/高さなし

診断結果　2　条件あり

④骨の硬さ
骨の硬さ（前歯部）：Class Ⅱ

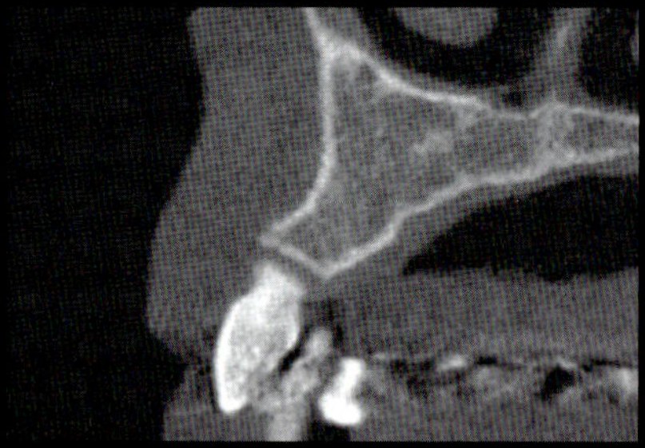

骨の硬さ（臼歯部）：Class Ⅳ

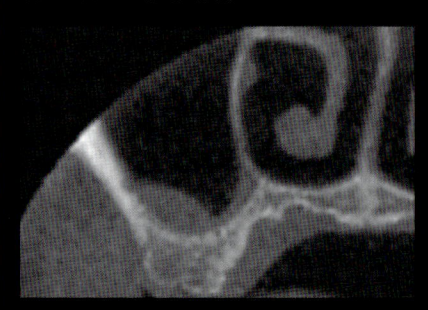

診断結果　2　条件あり

診断項目	全身疾患	口腔内疾患	歯肉 厚さ・高さ	骨 硬さ	骨 高さ	骨 幅	神経・血管	清掃状態
3 問題なし	なし	なし	TF 高さあり	Class Ⅱ/Ⅲ	露出なし（上顎洞）貫通なし	直径+3mm	距離＞2mm	良好
2 条件あり	コントロールされた疾患	コントロールされた疾患	TS 高さなし	Class Ⅰ/Ⅳ	基底骨≧5mm 既存骨≧5mm	直径以上	—	普通
1 事前手術	—	—	—	—	基底骨＜5mm 既存骨＜5mm	直径未満	距離≦2mm	—
0 不可	禁忌症	禁忌症	—	—	—	—	—	不良

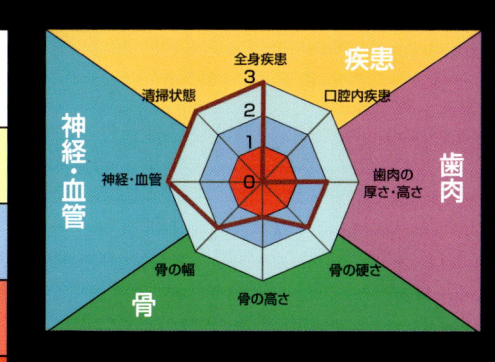

初回診断

⑤骨の高さ

骨の高さ（前歯部）：2 条件あり

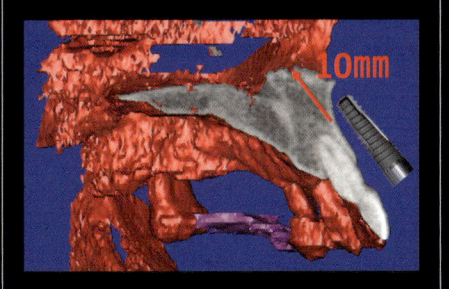

抜歯後の骨の高さは10mmあり、抜歯後即時埋入でも初期固定が得られる。

骨の高さ（臼歯部）：1 事前手術

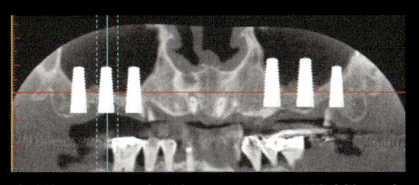

右側2mm、左側3.4mmで両側共に上顎洞底挙上術で対応する。

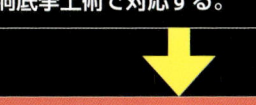

診断結果　1　事前手術

⑥骨の幅

骨の幅（前歯部）：2 条件あり

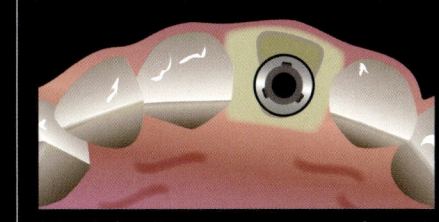

埋入予定3.8〜4.3mmのインプラント径に対し一番狭くても約8mmある。

骨の幅（臼歯部）：2 条件あり

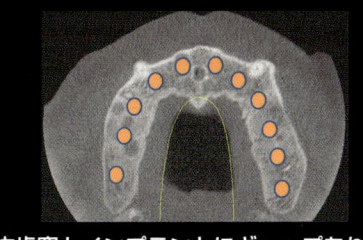

抜歯窩とインプラントにギャップあり。

診断結果　2　条件あり

⑦神経・血管

神経までの距離：切歯管は神経終末枝であり、インプラント埋入にはあまり障害とはならない。

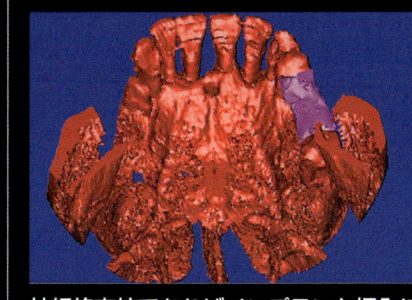

神経終末枝であればインプラント埋入にはあまり障害とはならない。

診断結果　3　問題なし

⑧清掃状態

清掃：セルフブラッシングは良好である。

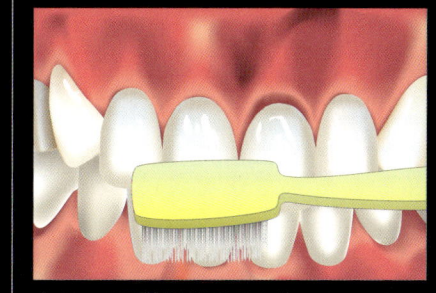

自らの口腔清掃管理が十分できており、ブラッシングも問題なく丁寧に行える。

診断結果　3　問題なし

ケース1（容易な症例）‥下顎臼歯部欠損

ケース2（困難な症例）‥上顎前歯部欠損

ケース3（複雑な症例）‥全顎修復

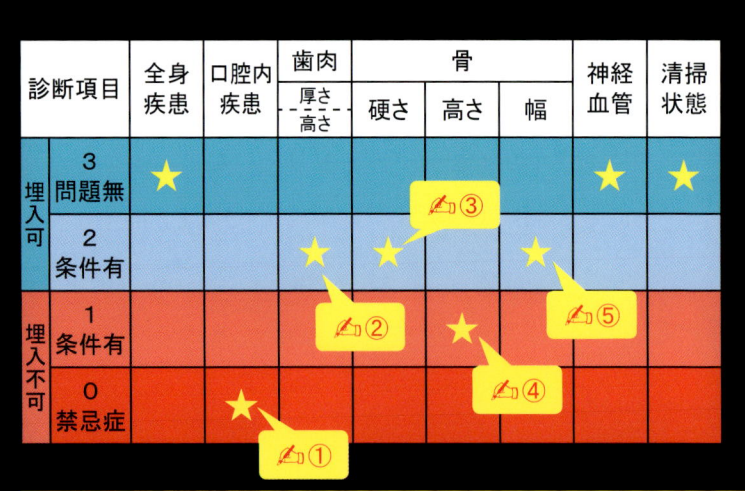

ケース1（容易な症例）：下顎臼歯部欠損
ケース2（困難な症例）：上顎前歯部欠損
ケース3（複雑な症例）：全顎修復

診断項目	全身疾患	口腔内疾患	歯肉 厚さ・高さ	骨 硬さ	骨 高さ	骨 幅	神経血管	清掃状態
埋入可 3 問題無	★						★	★
埋入可 2 条件有				★③		★		
埋入不可 1 条件有			★②	★		★⑤		
埋入不可 0 禁忌症		★①			★④			

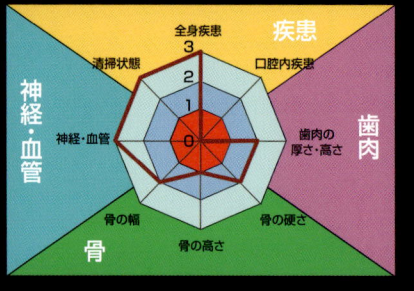

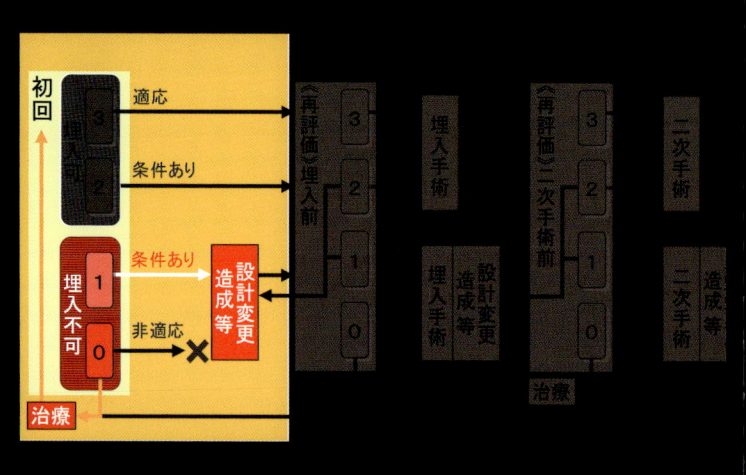

初回診断結果
レッドゾーンが2つ（口腔内疾患・骨の高さ）あるため埋入不可である。

診断 ①②③④⑤
①咬合異常、ブラキシズム、クリアランスの欠如により埋入不可。
④骨の高さは前歯部は問題ないものの臼歯部においては吸収している。
②歯肉の厚さ・高さは前歯・臼歯共に少ない。
③骨の硬さは臼歯部ではClassⅣ。
⑤骨の幅は即時埋入部位では露出する。

治療計画
今回行う治療計画
①咬合挙上し、十分なクリアランスを取る。
④左右共に上顎洞底挙上術を行う。

今後の治療計画
②CTGを行う。
③ワンサイズ小さめのドリリングで埋入し十分な期間を置く。
⑤即時埋入と同時に骨補填材料を填入する。

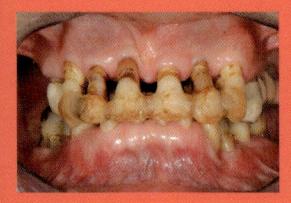

咬合低位でフレアアウトしていた。3～3は固定されているも動揺があった。

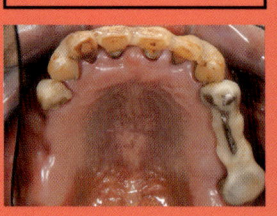

右上は約8ヵ月前に抜歯し、その影響で多少上顎洞粘膜が肥厚していた。

インプラント前処置（口腔内疾患の禁忌症についての処置）

前歯部にはアンテリアテーブルを置き、臼歯部にはそのクリアランスを確保するためにレジン修復を行う。当初は何回も破折・脱離を繰り返していたが、長期的に咬合調整し安定した状態となった。臼歯部は左右共に上顎洞底挙上術を行い、インプラントを埋入できる骨の高さを確保した。

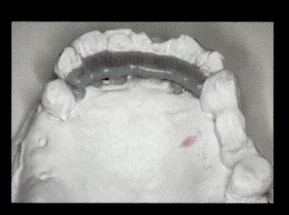

咬合異常によるブラキシズム、クリアランス確保のために前歯部はアンテリアテーブルを設定した。

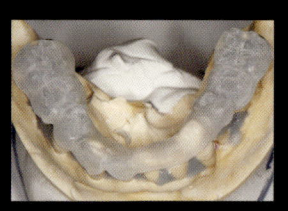

維持を求めて咬合高径の改善を行う。

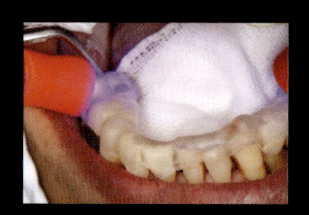

臼歯部はレジンによるビルドアップを行い、クリアランス確保とブラキシズムに対応した。

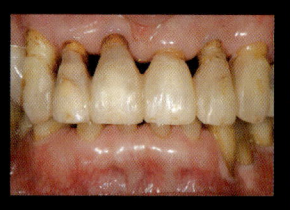

約1年の期間をかけて改善した。

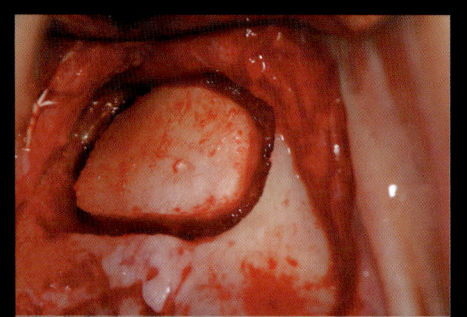

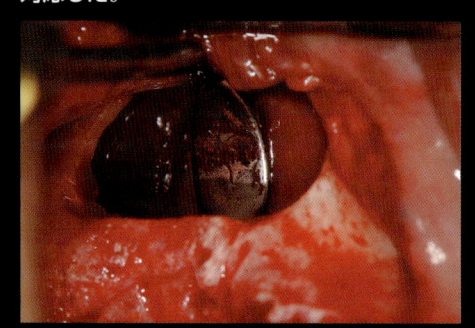

上顎左右臼歯部は骨の高さがないため、側方から骨補填材料を填入し、段階的にインプラント埋入を行う術式とした。

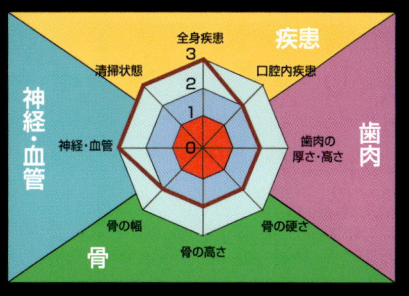

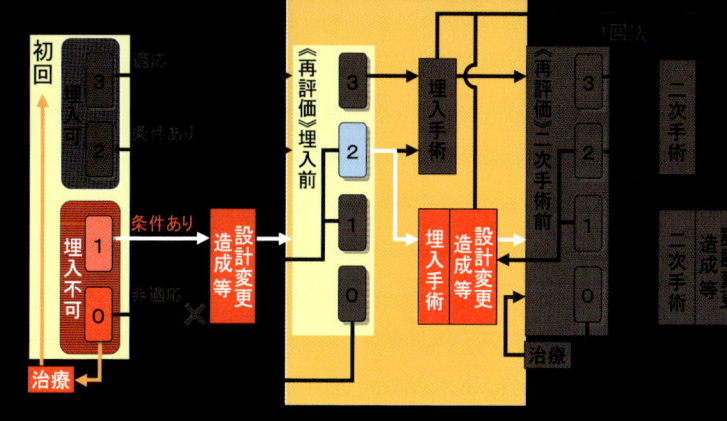

インプラント埋入前再評価

口腔内疾患（咬合異常、ブラキシズム、クリアランス）はすべて改善された。臼歯部の骨の高さは上顎洞底挙上術により診断結果3となり、埋入可能となった。

診断 ①②③④⑤

- ②歯肉の厚さ・高さは前歯・臼歯共に少ない。
- ③骨の硬さは臼歯部でClassⅣ。
- ④、⑤前歯部は骨の高さ・幅共に抜歯するためインプラントが露出する。
- ①歯周病は経過観察。

治療計画

今回行う治療計画
- ②審美部位のため前歯部にCTGを行う。
- ③臼歯部はワンサイズ小さいドリルを使う。
- ④、⑤前歯部は即時埋入と同時に4レイヤーテクニックを行う。

今後の治療計画
- ①現状維持で経過観察。

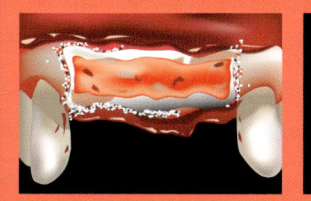

4レイヤーテクニック（自家骨、補填材料、吸収性メンブレン、結合組織）

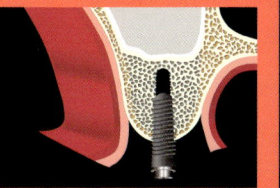

臼歯部は1ランク下のドリルを使用する。

インプラント埋入手術

前歯部は抜歯後即時インプラント埋入とし、同時に4レイヤーテクニックで対応した。

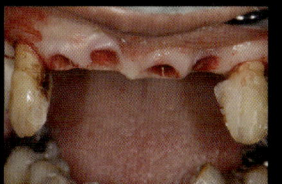

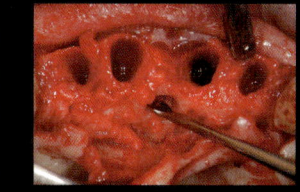

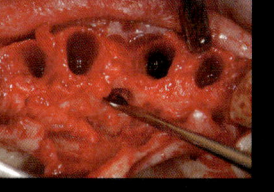

- 抜歯直後。
- 切歯孔は完全掻把し骨補填材料を填入する。 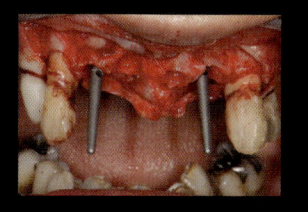
- 骨質・幅共に問題がないので抜歯後即時埋入とした。 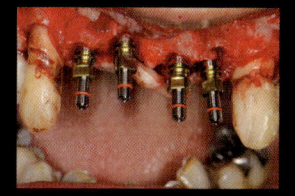
- インプラントの維持となる骨の幅は十分ある。 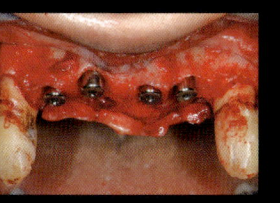
- 十分な歯冠距離があったため1歯1本の埋入とした。 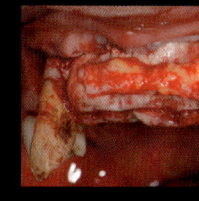
- 4レイヤーテクニックで対応した。 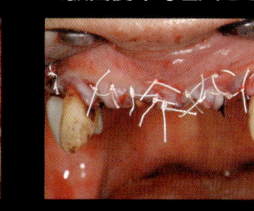
- 縫合終了時。 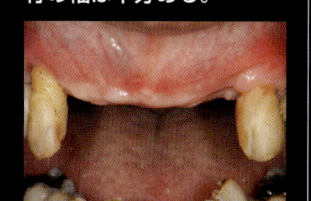
- インプラント埋入後6ヵ月経過時。

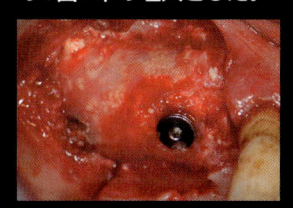

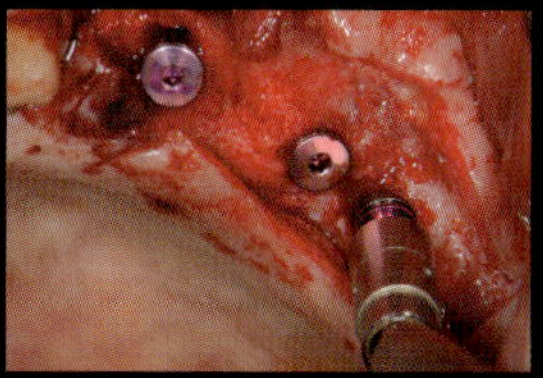

臼歯部は上顎洞底挙上術により骨の幅高さ共に問題ない。維持を求めるために小さいドリルで通常の大きさの埋入をした。

ケース1（容易な症例）‥下顎臼歯部欠損

ケース2（困難な症例）‥上顎前歯部欠損

ケース3（複雑な症例）‥全顎修復

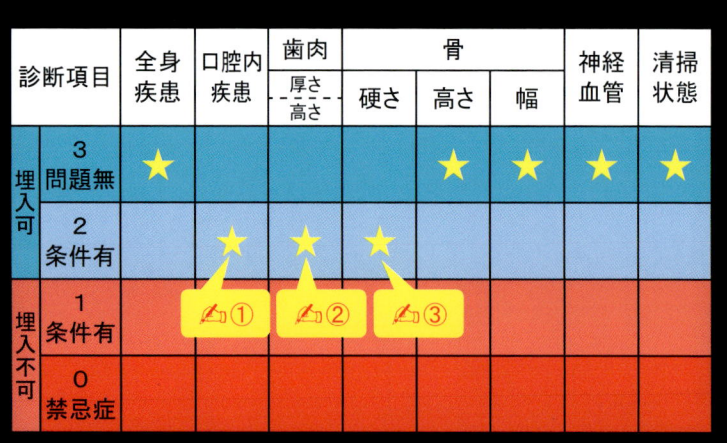

ケース1（容易な症例）：下顎臼歯部欠損

診断項目	全身疾患	口腔内疾患	歯肉 厚さ・高さ	骨 硬さ	骨 高さ	骨 幅	神経血管	清掃状態
3 問題無 埋入可	★			★	★	★	★	★
2 条件有		★①	★②	★③				
1 条件有 埋入不可								
0 禁忌症								

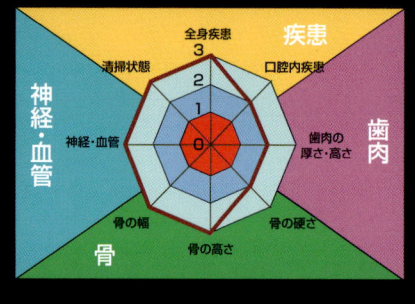

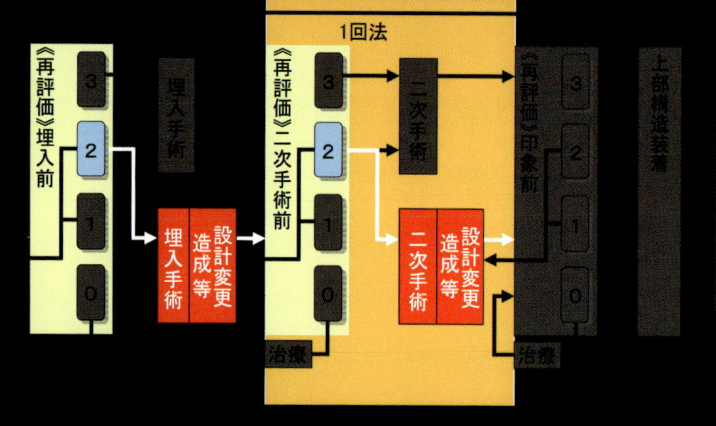

二次手術前再評価
前歯部の歯肉の厚さ、骨の高さと幅が回復できた。しかし前歯部の歯肉の高さが不十分である。

ケース2（困難な症例）：上顎前歯部欠損

診断 ①②③	治療計画
②前歯部の歯肉の高さは不十分である。	今回行う治療計画 ②二次手術と同時にCTGを行う。
①歯周病は経過観察。 ③骨の硬さは臼歯部ではClassⅣ。	今後の治療計画 ①、③口腔内疾患、骨の硬さ現状維持。

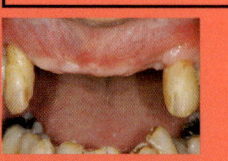

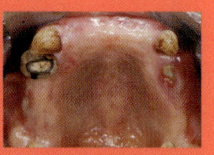

歯肉の高さが不十分。
歯肉の厚さは回復。
骨の高さと幅は改善。

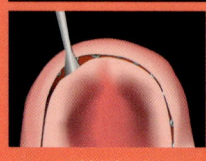

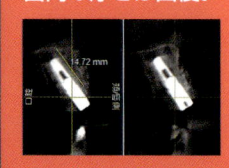

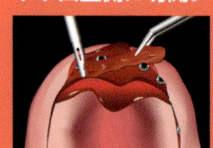

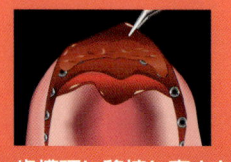

やや口蓋側に切開。
厚い結合組織を採取。
歯槽頂に移植し高さを得る。

二次手術
前歯部の歯肉が不足しているために2度目の移植を行う。

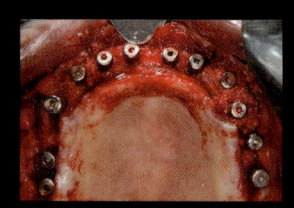

二次手術時。
左右小臼歯部から口蓋にかけて一塊の結合組織を採取する。 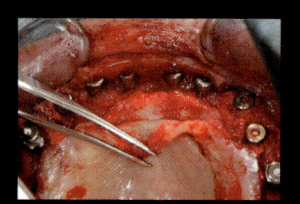
特に口蓋側の切開剥離は慎重に行う。 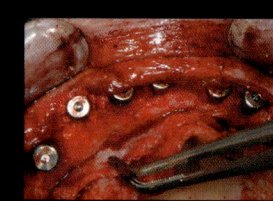
裂開のないように注意する。 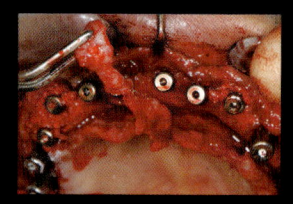

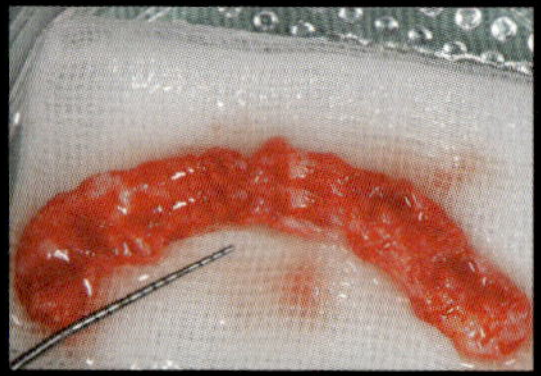

採取された結合組織はトリミングし、脂肪組織を除去する。
高さを必要とする前歯部に移植する。 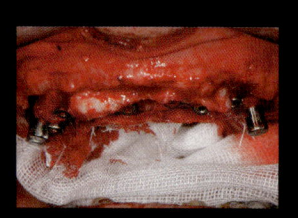
組織を完全被覆した後に緊張のない状態で単純縫合を行う。 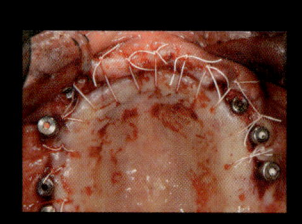
二次手術後3ヵ月経過時。 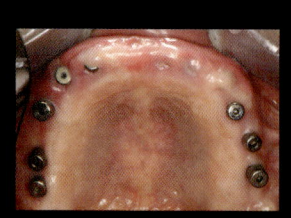

ケース3（複雑な症例）：全顎修復

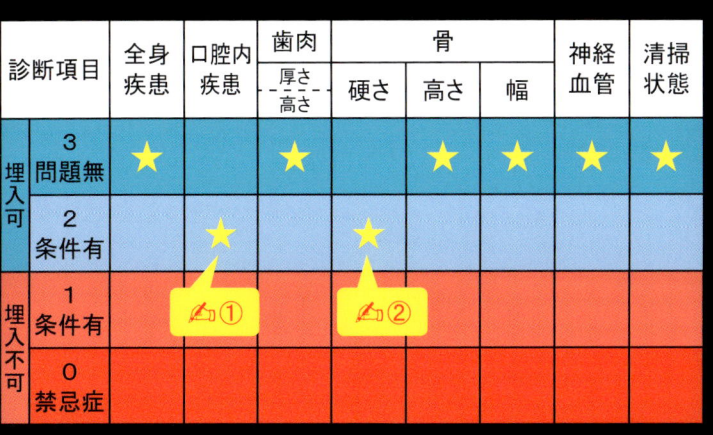

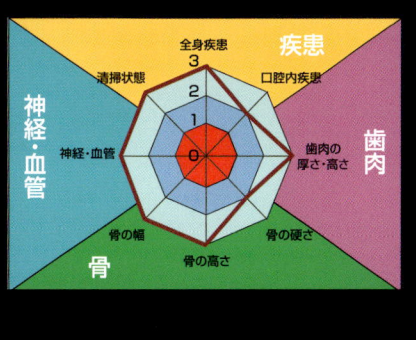

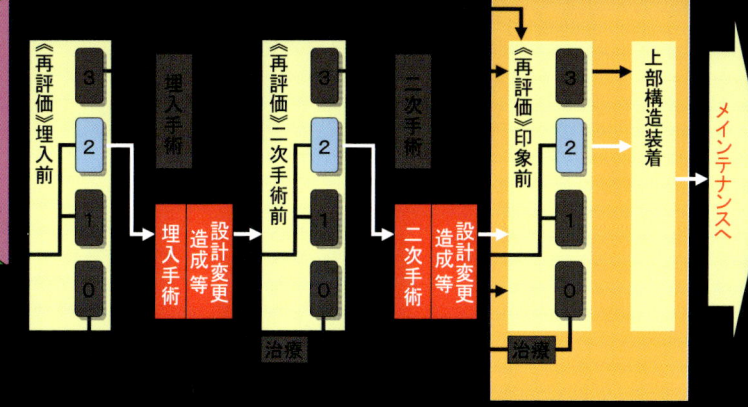

印象前再評価

十分な歯肉の厚さが確保できた。

診断 ①②

①歯周病は経過観察。
②骨の硬さは臼歯部ではClassⅣ。

治療計画

今後の治療計画
①口腔内疾患は現状維持。
②骨の硬さは現状維持。

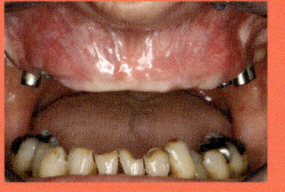

歯肉の厚さと高さが十分確保できた。

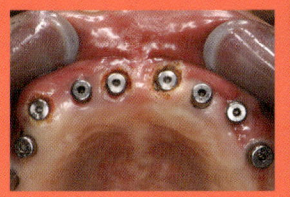

CO₂レーザーによるパンチングを行う。

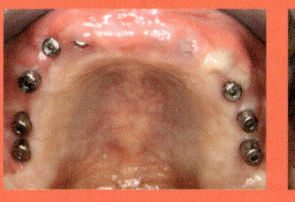

すべてのインプラントに問題は生じていない。

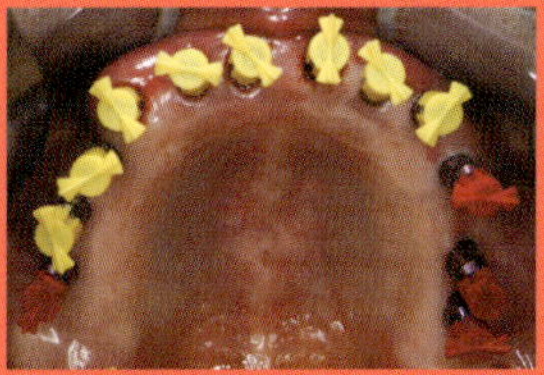

個人トレーによるクローズド印象とした。

印象〜上部構造装着

オープントレーで印象し、長期的なプロビジョナルレストレーションで咬合のチェックを行う。

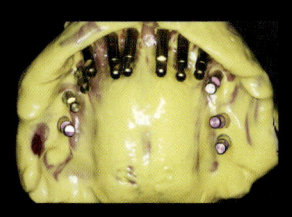

インプレッションコーピング。

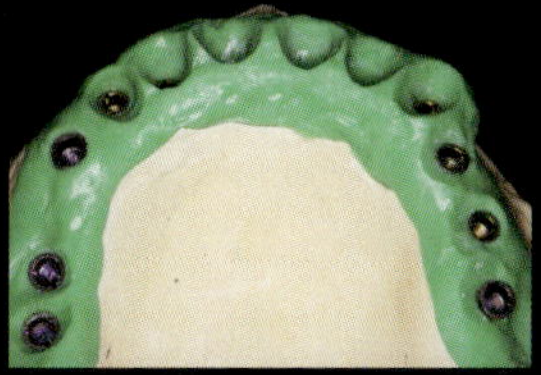

印象模型。

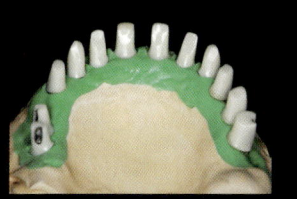

印象模型にアバットメントを装着。

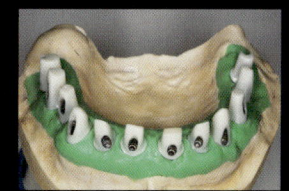

形態を調整してプロビジョナルレストレーションを作製する。

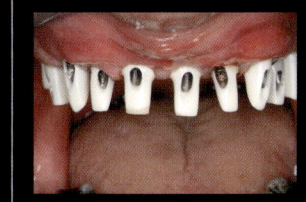

アバットメントを装着。

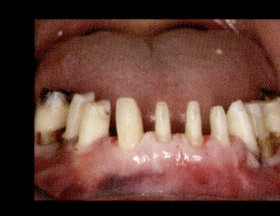

下顎は歯周外科などの処置を行い、すべて保存とする。

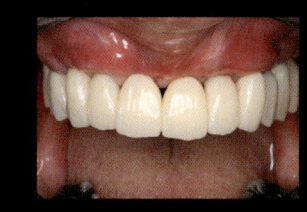

プロビジョナルレストレーションで咬合を経過観察。

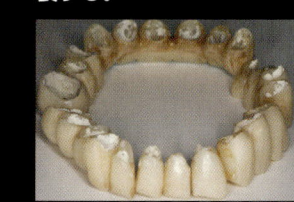

プロビジョナルレストレーションの咬合に問題なし。

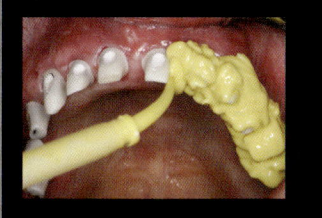

アバットメントレベルでの印象を採得する。

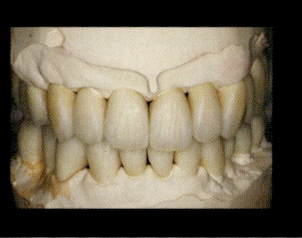

ビスケットベイクでの確認と試適をする。

ケース1（容易な症例）‥下顎臼歯部欠損

ケース2（困難な症例）‥上顎前歯部欠損

ケース3（複雑な症例）‥全顎修復

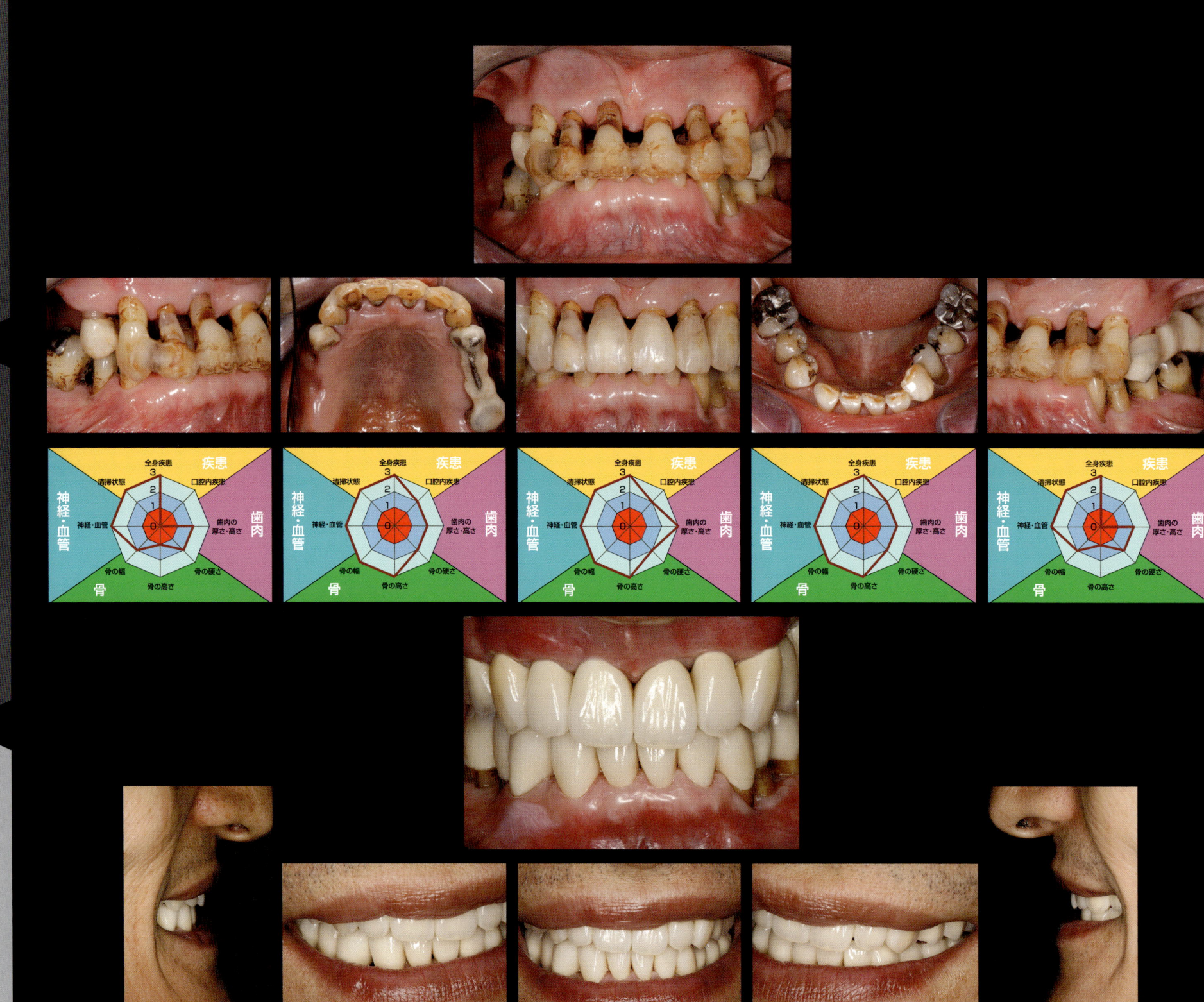

ケース1（容易な症例）：下顎臼歯部欠損

ケース2（困難な症例）：上顎前歯部欠損

ケース3（複雑な症例）：全顎修復

54

インプラント成功のための参考文献

喫煙に関する参考文献
（6ページ掲載）

喫煙はオッセオインテグレーションに悪影響
1. Lindquist LW, Carlsson GE, Jemt T. A prospective 15-year follow-up study of mandibular fixed prostheses supported by osseointegrated implants. Clinical results and marginal bone loss. Clin Oral Implants Res. 1996;7(4):329-336.

喫煙とインプラントの失敗は関係がある
2. Bain CA. Smoking and implant failure--benefits of a smoking cessation protocol. Int J Oral Maxillofac Implants. 1996;11(6):756-759.

若年者に関する参考文献
（6ページ掲載）

成長過程にある患者へのインプラント禁忌
3. Odman J, Lekholm U, Jemt T, Thilander B. Osseointegrated implants as orthodontic anchorage in the treatment of partially edentulous adult patients. Eur J Orthod. 1994;16(3):187-201.

若年者のインプラント埋入とその予後について
4. Brugnolo E, Mazzocco C, Cordioll G, Majzoub Z. Clinical and radiographic findings following placement of single-tooth implants in young patients--case reports. Int J Periodontics Restorative Dent. 1996;16(5):421-433.

全身疾患に関する参考文献
（18ページ掲載）

WHOの高血圧の基準
5. [No authors listed]1999 World Health Organization-International Society of Hypertension Guidelines for the Management of Hypertension. Guidelines Subcommittee. J Hypertens. 1999;17(2):151-183.

骨粗鬆症は臨床的にインプラント治療に関係しない
6. Dao TT, Anderson JD, Zarb GA. Is osteoporosis a risk factor for osseointegration of dental implants? Int J Oral Maxillofac Implants. 1993;8(2):137-144.

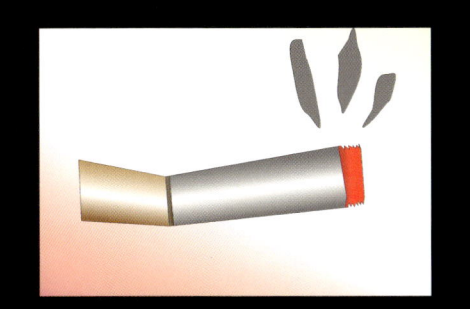

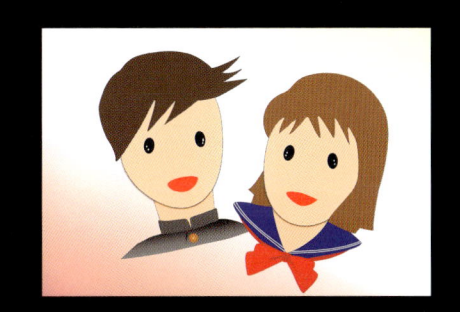

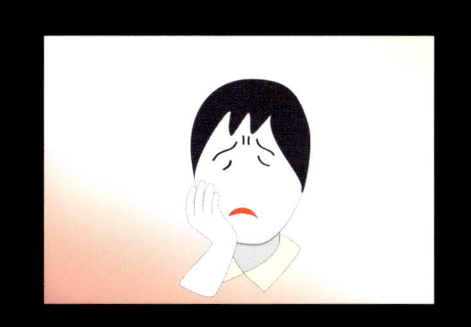

口腔内疾患に関する参考文献（19ページ掲載）

歯周病はインプラントの予後に影響する
7. Karoussis IK, Salvi GE, Heitz-Mayfield LJ, Brägger U, Hämmerle CH, Lang NP. Long-term implant prognosis in patients with and without a history of chronic periodontitis: a 10-year prospective cohort study of the ITI Dental Implant System. Clin Oral Implants Res. 2003;14(3):329-339.

歯肉の厚さ・高さに関する参考文献（20ページ掲載）

硬・軟組織の移植はインプラントの予知性を高める
8. Quirynen M, Van Assche N, Botticelli D, Berglundh T. How does the timing of implant placement to extraction affect outcome? Int J Oral Maxillofac Implants. 2007;22 Suppl:203-223.

審美ゾーンに対する軟組織処置の必要性
9. Salama H, Salama M, Garber D, Adar P. Developing optimal peri-implant papillae within the esthetic zone: guided soft tissue augmentation. J Esthet Dent. 1995;7(3):125-129.

骨の硬さに関する参考文献（21ページ掲載）

骨の硬さ（骨質）は、インテグレーションの期間に関係する要素である
10. Misch CE. Bone classification, training keys to implant success. Dent Today. 1989;8(4):39-44.

骨質や骨量はインプラントの成功に影響する
11. Jemt T, Lekholm U. Implant treatment in edentulous maxillae: a 5-year follow-up report on patients with different degrees of jaw resorption. Int J Oral Maxillofac Implants. 1995;10(3):303-311.

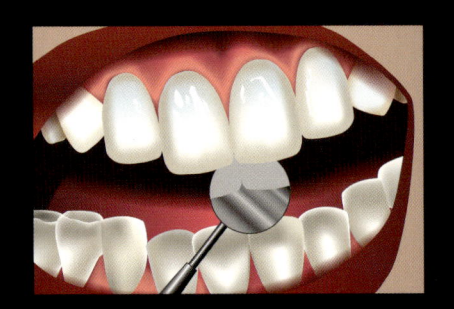

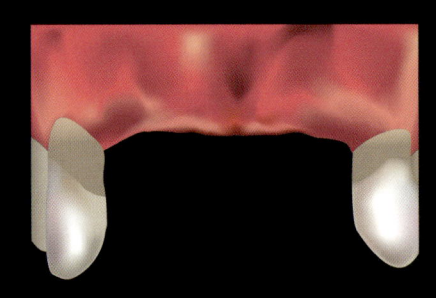

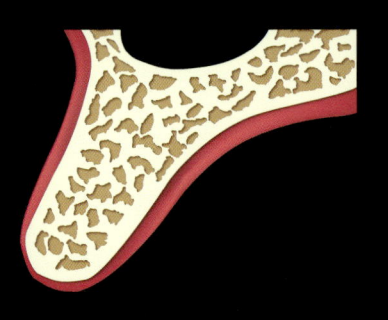

骨の高さに関する参考文献
（22ページ掲載）

垂直的に骨造成されたインプラントの予知性は高い

12. Jensen SS, Terheyden H. Bone augmentation procedures in localized defects in the alveolar ridge: clinical results with different bone grafts and bone-substitute materials. Int J Oral Maxillofac Implants. 2009;24 Suppl:218-236.

骨の幅に関する参考文献
（23ページ掲載）

唇側に骨の幅を持たせることができればインプラントの予知性は高くなる

13. Salama H, Salama MA, Garber D, Adar P. The interproximal height of bone: a guidepost to predictable aesthetic strategies and soft tissue contours in anterior tooth replacement. 1998;10(9):1131-1141.

神経・血管に関する参考文献
（24ページ掲載）

神経との距離は2mmは必要とされる

14. Sethi A, Kaus T. Practical Implant Dentistry; Diagnostic, Surgical, Restorative and Technical Aspects of Asthetic and functional harmony; Chicago: Quintessence, 2006.

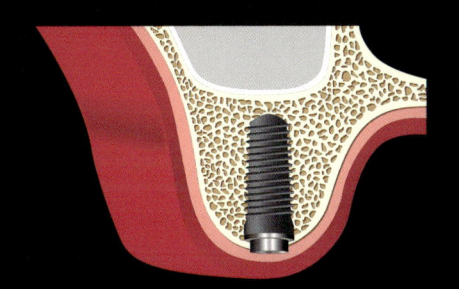

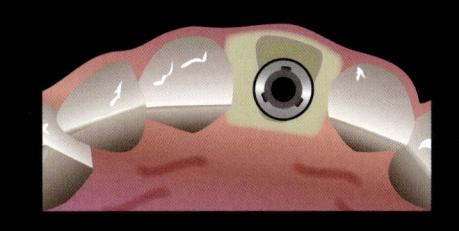

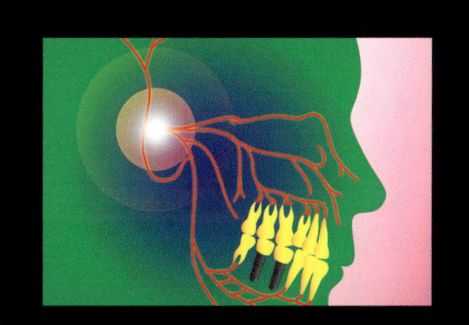

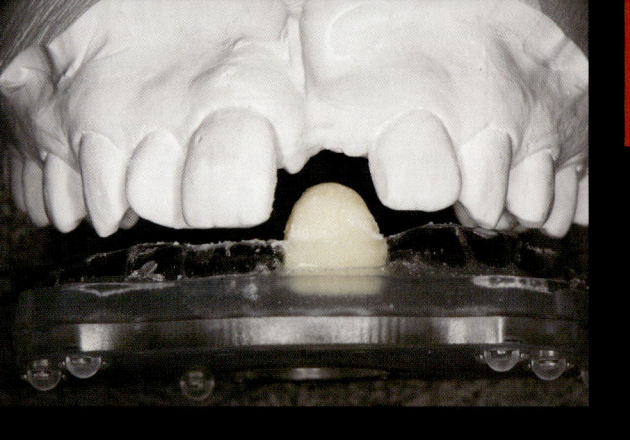

サージカルガイドレボリューション

診断用ガイドがそのままサージカルガイドへと移行する作製方法

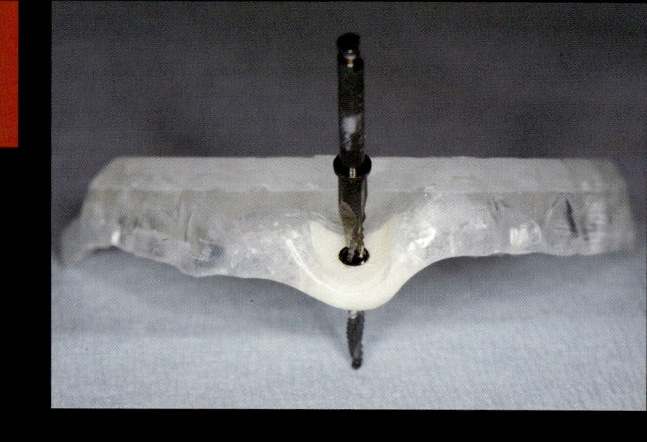

ステップ 1　ワックスアップ

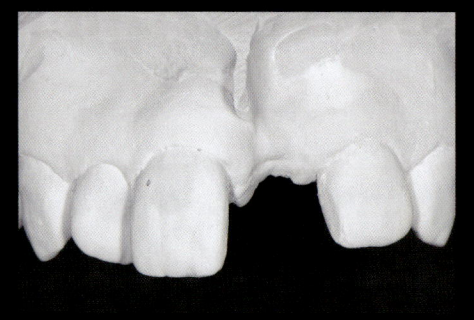

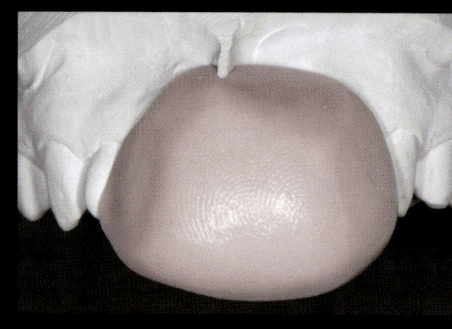

埋入部位の模型をワックスアップしシリコーンパテで印象する。

ステップ 2　バキュームフォーマーでプレス

造影性のあるレジンに置き換え、その上に専用のアクリリックレジンを置き、バキュームフォーマーでプレスする。

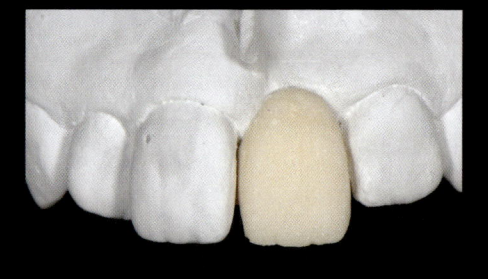

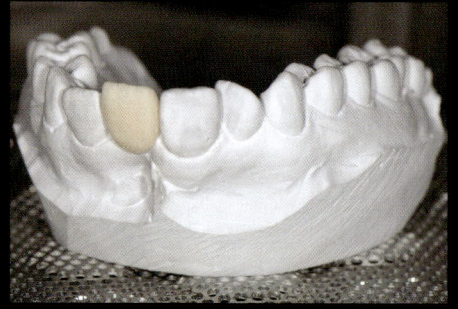

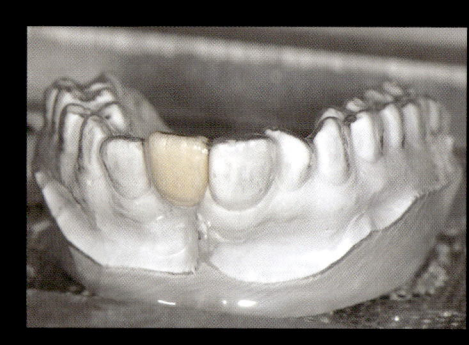

ステップ 3　模型に装着

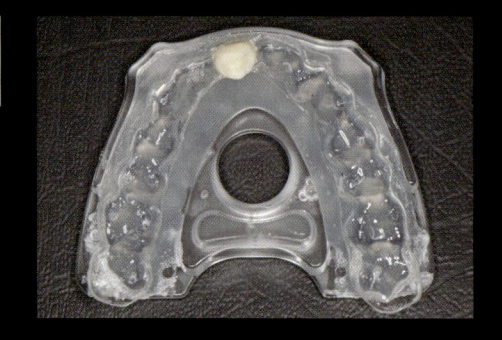

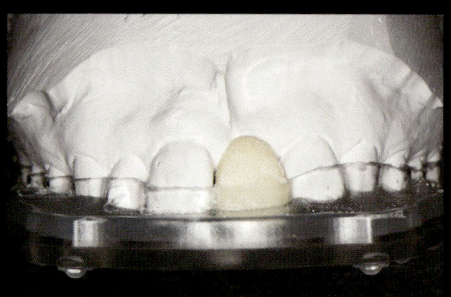

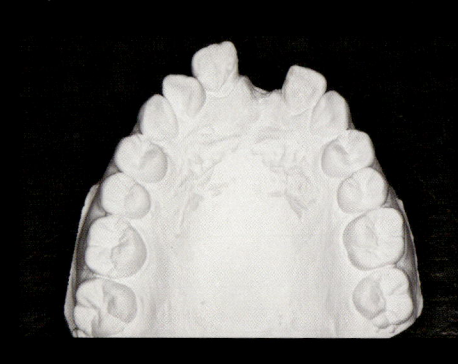

できあがったプレスガイド模型に装着する。アンダーカットを削除し、適合を確認する。

付録　1

ステップ 4	口腔内にセット

患者の口腔内にセットし、動きがなく確実に適合していることを確認する。その状態でＣＴ撮影を行う。

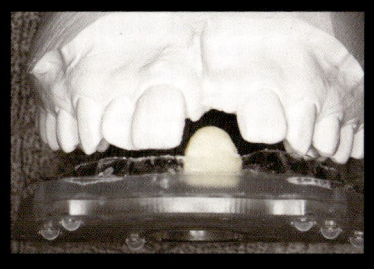

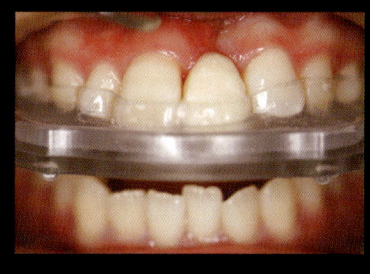

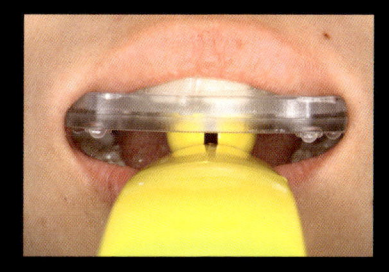

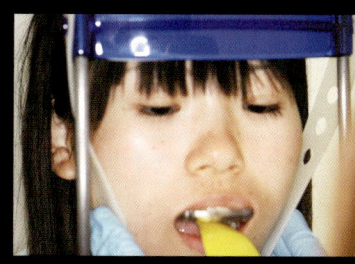

ステップ 5	ＣＴ上のソフトでシミュレーション

即時にＣＴ上のシミュレーションソフトで理想のインプラントの方向・深さ・角度を設定する。SiCat（ドイツ）に送り、そのままできあがってきたサージカルガイドを口腔内に試適し寸分の誤差のないことを確認する。

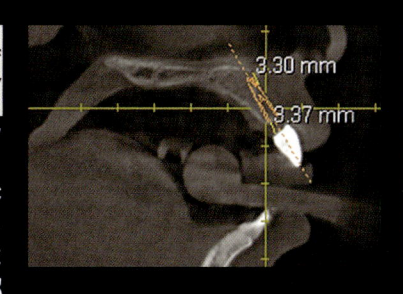

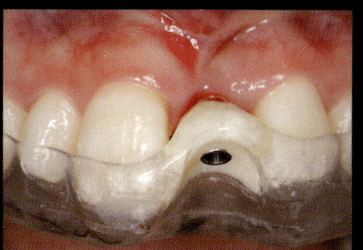

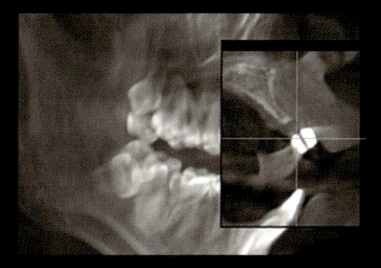

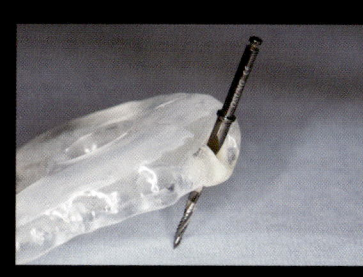

ステップ 6	インプラント埋入

できあがってきたサージカルガイドは誤差のない正確なものであり、シミュレーションどおりにインプラントが埋入できた。

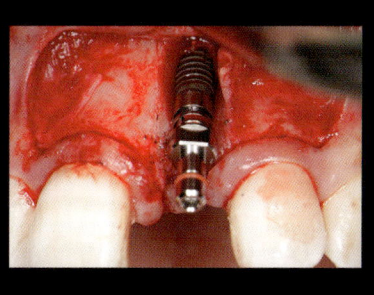

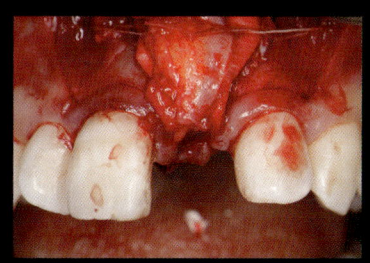

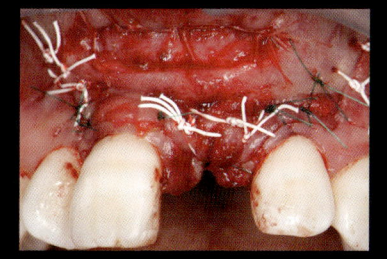

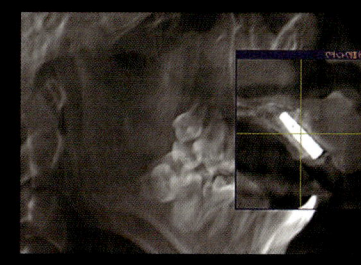

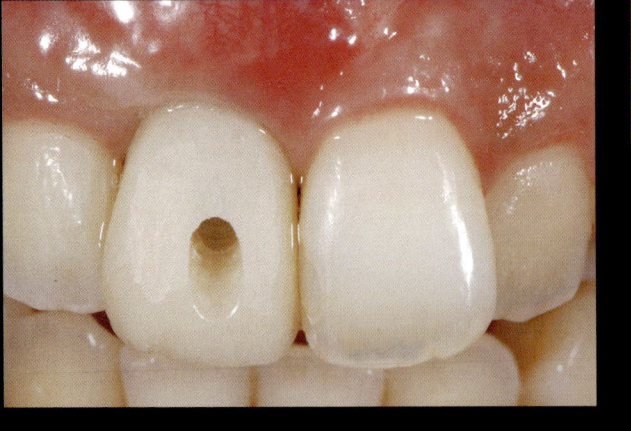

カスタムインプレッションコーピング

プロビジョナルレストレーションでカスタマイズし、確立されたサブジンジバルカントゥアをそのまま最終上部構造へと移行するための印象採得方法

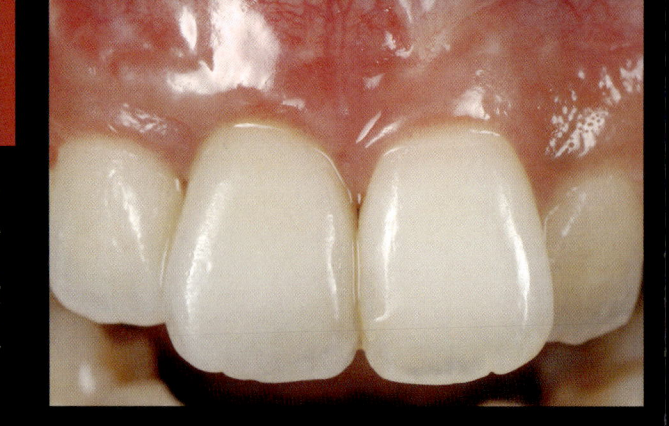

ステップ 1　歯肉縁下部の印象

①決定されたサブジンジバルカントゥア。

②歯肉縁下部の印象。

③カントゥアの印象面。

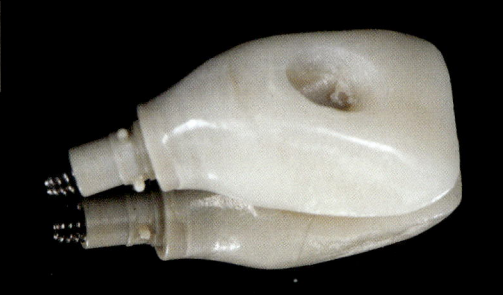

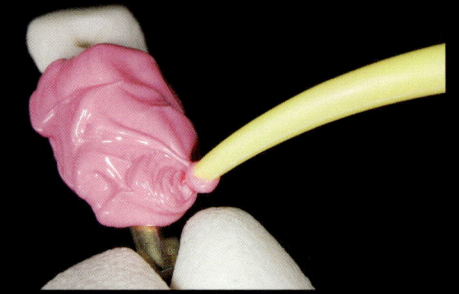

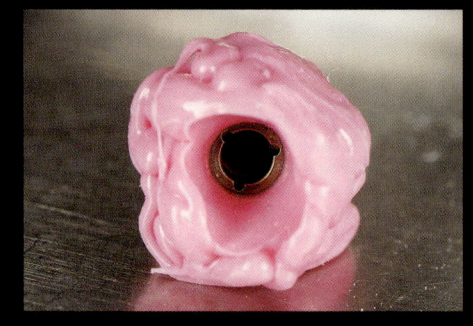

ステップ 2　光重合照射

①インプレッションポストをセットし、周囲にフローワブルレジンを注入。

②光重合照射。

③カスタム化されたインプレッションポストが完成。

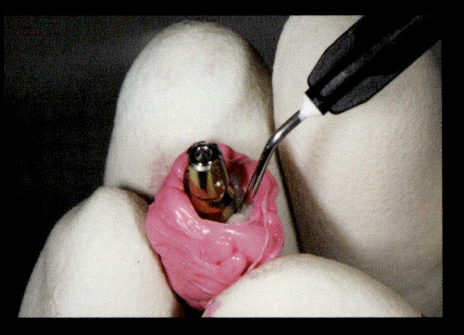

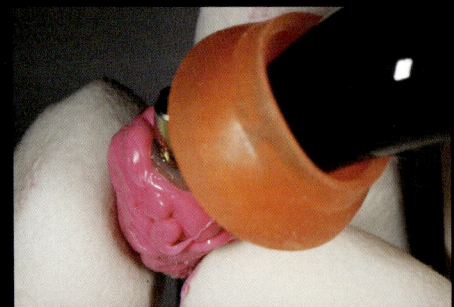

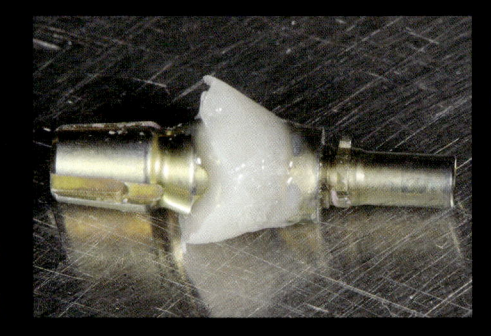

ステップ 3　口腔内印象

①口腔内にセットし印象採得。

②トレー上にインプレッションポストの挿入。

③ガム模型材注入。

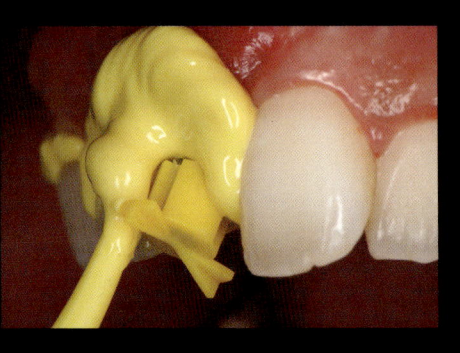

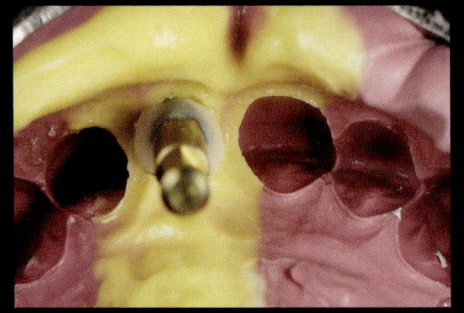

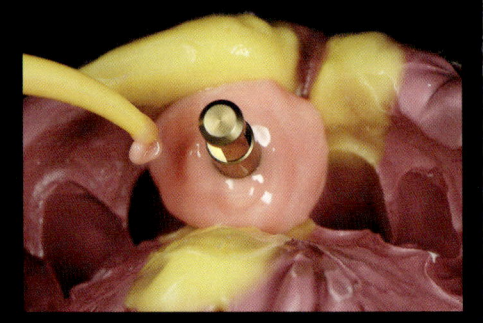

付録 2

| ステップ 4 | アバットメントのワックスアップ |

①サブジンジバルカントゥアがトランスファーされた作業用模型。

②アバットメントのワックスアップ。

③スキャン前の調整された状態。

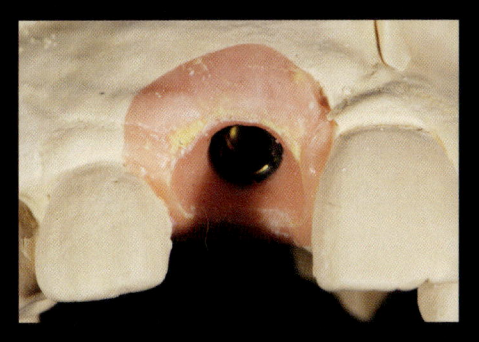

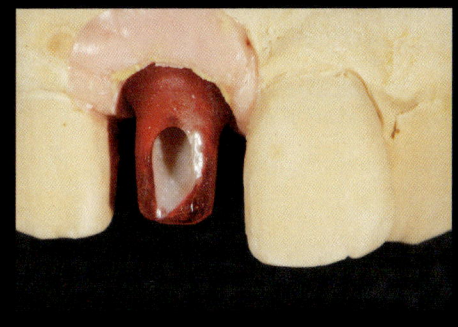

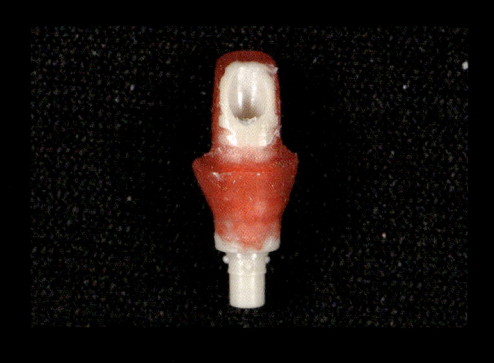

| ステップ 5 | ジルコニアアバットメント調整 |

①スキャン。

②調整の終わったジルコニアアバットメント。

③ガム模型上でチェック。

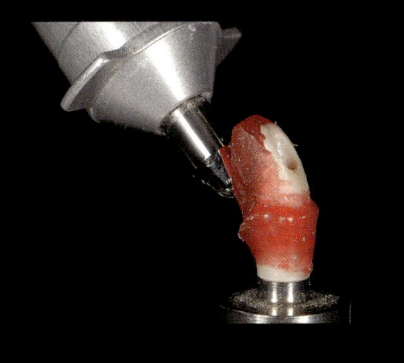

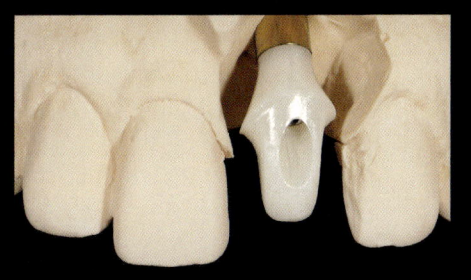

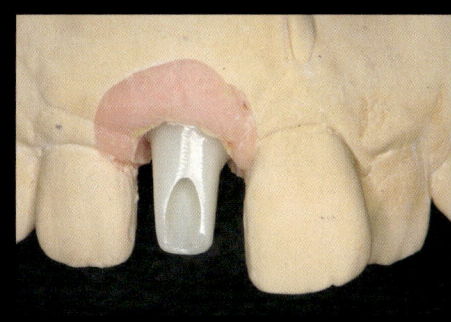

| ステップ 6 | 築盛・焼成 |

①アバットメントをスキャンして作製されたコーピング。

②ガム模型上でチェック。

③ポーセレンの築盛・焼成。

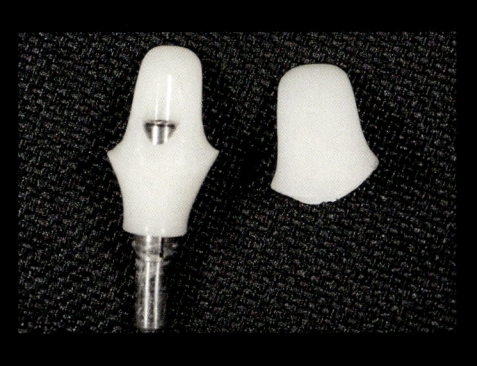

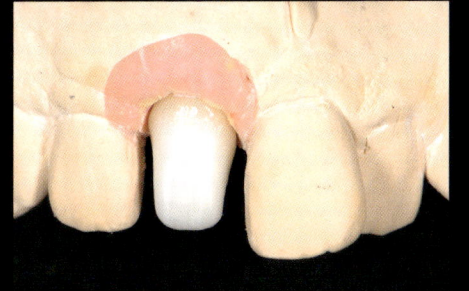

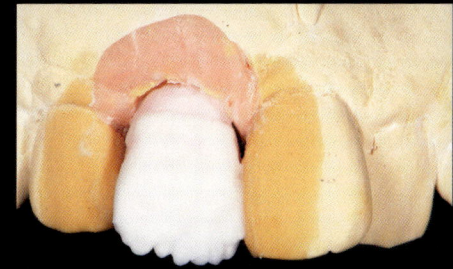

おわりに　勤勉・情熱・誠実

　常にこのことを意識している。
『人に元気と勇気を与える講演がしたい』

　そんな目標を持ちながら、これまで一歩ずつ前進してきた。しかし、そのすべてが順調であったわけではなく、時に大きな波にのまれて自分自身を見失ったこともあった。挫折し、何度もやめようと思った。スライドを投げ捨てたこともあった。あきらめれば楽になれると思い、時間を忘れて遊んでいた。そんな毎日の連続であったような気がする。気がつけば、あれから12年の歳月が流れていた。

　この暗いトンネルから抜け出せたきっかけは『自分はできる』と自分自身に思い込ませたことであった。あきらめたら、その時点ですべてが終わる。失敗することばかり考えていると、本当に失敗してしまう。考え方次第ですべてが決まってしまうなら、すべてプラスに考え、プラスに受け止めればうまくいく。何度失敗してもいい、そんなに簡単には成功しないことは、それまでの臨床の中からも十分に学んできた。なぜ、失敗したのか？

　なぜ、そうなったのか？　失敗しないためには何が重要で、どのようにすればよいのだろうか？

　うまくいかなかったときこそ、分析が非常に重要であると思っている。成功するまで何度でもやり続けること。人と自分を比較しないこと。自分は自分であり、自分にしかないものを一つ持てば、その時点で成功者であると思っている。いつも謙虚に誠実な自分でありたいと思っている。

　自分には才能がないし、不器用で技術も裏技もない。だから、人の2倍3倍勉強できた。ただただ努力できることだけが、自分の才能であったと思っている。基本に忠実にコツコツ勉強し、時間を忘れてインプラントの書物を紐解き、ノートにまとめる日々を過ごした。その結果、ひとつ気が付いたことがある。多くの歯科医師は、基本である診査・診断の重要性を理解し実行はしているものの、治療が進んでいくにつれてその流れを頭に思い描くことを忘れてしまう。これでは成功は勝ち得ない。では、どうしたら頭に思い描きながら治療できるか？　これを解決するにはグラフ化し、フローチャートを使ってビジュアルで一つずつ追いながら理解することであると思う。ここに成功の秘訣が隠されていると思う。

　本書を読んでいただく先生方には、自分のように遠回りをして欲しくない。成功の近道を本書とCDを活用することによって労せずして手に入れて欲しいと心から思っている。自分の遠回りした12年を、この一冊で解決できれば、読者に貢献できれば、ここに自らの使命を果たすことができたと思っている。自分の周りの人はすべて幸せになってほしい・・・。

　もし今考え悩んでいる人がいたらこう言いたい、『神様はその人に超えられない試練を課すことはない』・・・と。

未来に向けて　For the Future

『常識って何だろう？』

　一般的に、多くの人々が正しいと思っていることが本当に正しいとは思わないし、コンセンサスが得られていることが必ずしも正解であるとは限らないと思う。常に疑いの目を持ちつつ、臨床に臨んでいきたい。今までの否定が肯定され、常識が常識でなくなる。まさに、パラダイムシフトの時代である。通法と言われてきた術式が変わり、マテリアルも変化を遂げてきた。CT、CAD/CAM、サージカルガイドなど、臨床の場は日々刻々と進化を遂げている。

　本書は序章である。
　なぜならば、抜歯後即時インプラント埋入に言及していないからである。次は、『抜歯後即時インプラント埋入におけるヘキサゴンガイドライン』であり、確立された施術方法をお見せしたいと思っている。単独歯欠損に対する抜歯後即時インプラント埋入においてもサージカルガイドは必要不可欠であると考える。抜歯窩に正確な位置決めのもとに寸分の誤差のないガイドを使い、インプラントの埋入ができる時代は必ず来ると思っている。常に時代を先読みし、その変化に対応していかなければ、波に乗れずに溺れてしまう結果となる。新しいものがすべて良いとは決して思っていない。多数決が正解とも思っていない。それを否定する根拠と勇気を持って、自分が正しいと思った道を未来へ向けて歩んでいきたい。たとえそれが自分一人でも・・・

『成長とは変化することである』

　本書は 2 年間温めてきた結果であり、それを快く受けとめ、出版することを推し進めてくれたクインテッセンス出版株式会社代表取締役社長の佐々木一高氏に感謝します。そして、執筆をサポートしてくれたクインテッセンス・デンタル・インプラントロジー編集部の山形篤史氏へ感謝します。

最後に…
　本書を作れる環境に感謝します。
　いつも笑顔が絶えないクリニックのスタッフに感謝します。
　自分の症例のすべてをフォローしてくれている院内の 3 名の歯科技工士と歯科衛生士に感謝します。
　自分を育ててくれたスタディグループ（Society of Japan Clinical Dentistry：SJCD）に感謝します。
　陰で献身的に支えてくれた家族に感謝します。
　そして何より、自分を生んでくれた両親に感謝します。

皆川　仁
2010 年 4 月吉日 23 時 16 分
歯科技工士の笑い声がするクリニックにて・・・

成功のためのオクタゴンガイドライン　Implant Riskogram

2010年6月10日　第1版第1刷発行

著　　者　　皆川　仁
　　　　　　みながわ　ひとし

発 行 人　　佐々木　一高

発 行 所　　クインテッセンス出版株式会社
　　　　　　東京都文京区本郷3丁目2番6号　〒113-0033
　　　　　　クイントハウスビル　電話(03)5842-2270(代表)
　　　　　　　　　　　　　　　　　　 (03)5842-2272(営業部)
　　　　　　　　　　　　　　　　　　 (03)5842-2276(編集部)
　　　　　　web page address　　http://www.quint-j.co.jp/

印刷・製本　　大日本印刷株式会社

Ⓒ2010　クインテッセンス出版株式会社　　　禁無断転載・複写
Printed in Japan　　　　　　　　　　　　　落丁・乱丁はお取り替えします
　　　　　　　　　　　　　　　　ISBN978-4-7812-0135-1　C3047
定価は表紙に表示してあります

〈操作方法〉

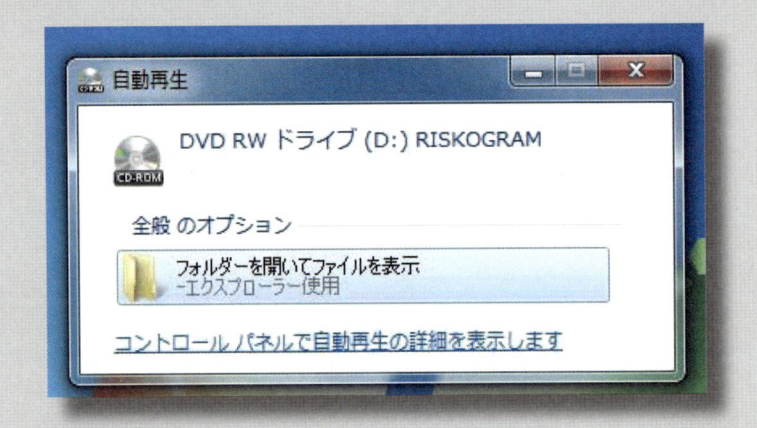

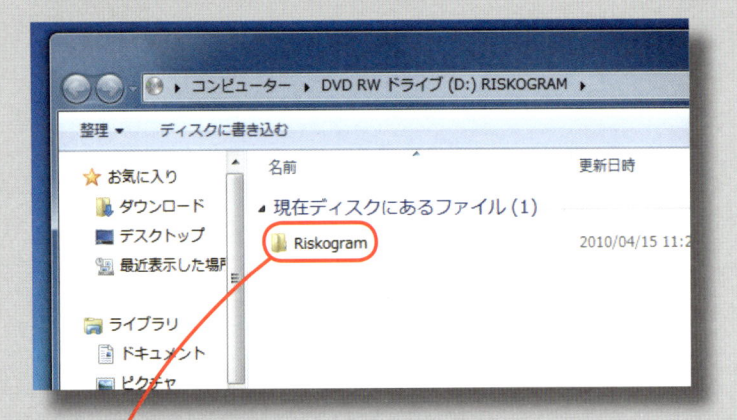

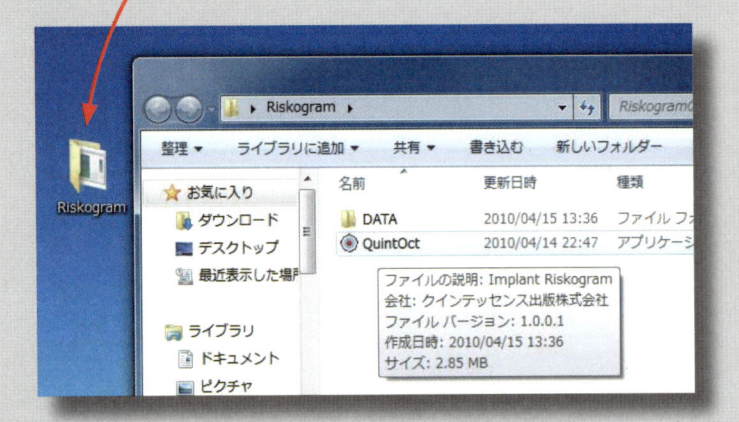

1．CDをセットすると、CDの中を開くかどうかの確認画面が表示されます。
（パソコンの設定により、この画面が表示されず、次の画面が直接開く場合もあり。）

2．CDの中から、「Riskogram」フォルダを、デスクトップなど、ハードディスクにコピーをする。

3．コピーされた「Riskogram」フォルダを開き、QuintOct.exeを、ダブルクリックすると、プログラムが起動します。（.exeは、パソコンの設定により、表示されない場合もあります。）以上が、Windows7の画面の例にしていますが、操作の流れです。

<注意>
1. Riskogramフォルダから「QintOct.exe」だけを取り出しすと作動しません。必ずフォルダから起動してください。
2. CD-ROMのプログラムを起動すると、記録の保存ができません。必ずCD-ROMからコピーしてから使用してください。
3. データは適宜バックアップを取る事をお勧めします。
4. フォルダ内のデータを一つでも削除するとソフトが作動しなくなる場合があります。